中醫古籍整理叢書重刊

黄元御醫集（六）

長沙藥解
玉楸藥解

清·黄元御　撰

點校　麻瑞亭
　　　孫洽熙
　　　徐淑鳳
　　　蕭芳琴

人民衛生出版社

圖書在版編目（CIP）數據

黃元御醫集 .6，長沙藥解　玉楸藥解 /（清）黃元御撰；麻瑞亭等點校 .—北京：人民衛生出版社，2014
（中醫古籍整理叢書重刊）
ISBN 978–7–117–19196–8

Ⅰ . ①黃…　Ⅱ . ①黃…②麻…　Ⅲ . ①中國醫藥學 – 古籍 – 中國 – 清代②《傷寒論》– 中草藥 – 研究③《金匱要略方論》– 中草藥 – 研究④《內經》– 中草藥 – 研究　Ⅳ . ①R2–52②R22

中國版本圖書館 CIP 數據核字（2014）第 207206 號

人衛智網　www.ipmph.com　醫學教育、學術、考試、健康，
　　　　　　　　　　　　　　購書智慧智能綜合服務平臺
人衛官網　www.pmph.com　人衛官方資訊發布平臺

黃元御醫集（六）　長沙藥解　玉楸藥解

撰　　　者：清·黃元御
點　　　校：麻瑞亭　等
出版發行：人民衛生出版社（中繼綫 010-59780011）
地　　　址：北京市朝陽區潘家園南裏 19 號
郵　　　編：100021
E - mail：pmph @ pmph.com
購書熱綫：010-59787592　010-59787584　010-65264830
印　　　刷：三河市宏達印刷有限公司
經　　　銷：新華書店
開　　　本：850×1168　1/32　印張：7.5
字　　　數：202 千字
版　　　次：2015 年 8 月第 1 版　2024 年 3 月第 1 版第 8 次印刷
標準書號：ISBN 978-7-117-19196-8/R · 19197
定　　　價：30.00 元

打擊盜版舉報電話：010-59787491　E-mail：WQ @ pmph.com
（凡屬印裝質量問題請與本社市場營銷中心聯系退換）

　　《黄元御醫集》共十一種,清代黄元御撰,今分六個分册出版。

　　《黄元御醫集》(一)《素問懸解》(附《校餘偶識》)《素靈微蘊》。

　　《黄元御醫集》(二)《靈樞懸解》《難經懸解》。

　　《黄元御醫集》(三)《傷寒懸解》《傷寒説意》。

　　《黄元御醫集》(四)《金匱懸解》。

　　《黄元御醫集》(五)《四聖心源》《四聖懸樞》。

　　《黄元御醫集》(六)《長沙藥解》《玉楸藥解》。

　　本書爲第六分册,收載有《長沙藥解》《玉楸藥解》兩種。

　　《長沙藥解》成書於乾隆十八年癸酉(公元一七五三年),是詮釋仲景常用方藥之作,爲《黄元御醫書十一種》之一。

　　是書取仲景書常用藥物一佰陸拾貳種,分爲四卷。以藥爲經,以方爲緯,於每藥之下,首述其氣味歸經,性情功用;繼録《傷寒》《金匱》凡用本藥之方,是方治證,逐一詮釋之。釋文遠考《本經》之論,兼及前賢論述之得失,簡明精當,條分縷析,實爲辨章藥性,宏揚仲景藥法之寶筏。

　　《玉楸藥解》成書於乾隆十九年甲戌(公元一七五四年),是論述仲景書未用藥物之作,爲《黄元御醫書十一種》之一。

　　黄氏既撰《長沙藥解》之後,取仲聖未用之藥而臨證常用者計二百九十一種,分草部、木部、金石部、果部(附穀菜部)、禽獸部、鱗介魚蟲部、人部、雜類部,合八卷,勒成一部,名之曰《玉楸藥解》。於每藥之下,先述其性味歸經,繼述功用治證。黃氏數十年精研本草之心得體會,獨到見解,盡述其中,或引錄《神農本草經》之論,或評前人本草學之得失。內容宏豐,文筆精練,切合實用,別具一格。

　　《中醫古籍整理叢書》是我社 1982 年爲落實中共
中央和國務院關於加強古籍整理的指示精神,在衛生
部、國家中醫藥管理局領導下,組織全國知名中醫專
家和學者,歷經近 10 年時間編撰完成。這是一次新
中國成立 60 年以來規模最大、水準最高、品質最好的
中醫古籍整理,是中醫理論研究和中醫文獻研究成果
的全面總結。本叢書出版後,《神農本草經輯注》獲得
國家科技進步三等獎、國家中醫藥管理局科技進步一
等獎,《黃帝内經素問校注》《黃帝内經素問語譯》《傷
寒論校注》《傷寒論語譯》等分別獲得國家中醫藥管理
局科技進步一等獎、二等獎和三等獎。

　　本次所選整理書目,涵蓋面廣,多爲歷代醫家所
推崇,向被尊爲必讀經典著作。特別是在《中醫古籍
整理出版規劃》中《黃帝内經素問校注》《傷寒論校注》
等重點中醫古籍整理出版,集中反映了當代中醫文獻
理論研究成果,具有較高的學術價值,在中醫學術發
展的歷史長河中,將佔有重要的歷史地位。

　　30 年過去了,這些著作一直受到廣大讀者的歡
迎,在中醫界產生了很大的影響。他們的著作多成於
他們的垂暮之年,是他們畢生孜孜以求、嘔心瀝血研
究所得,不僅反映了他們較高的中醫文獻水準,也體
現了他們畢生所學和臨床經驗之精華。諸位先賢治
學嚴謹,厚積薄發,引用文獻,豐富翔實,訓詁解難,校
勘嚴謹,探微索奧,注釋精當,所述按語,彰顯大家功
底,是不可多得的傳世之作。

中醫古籍浩如煙海，内容廣博，年代久遠，版本在漫長的歷史流傳中，散佚、缺殘、衍誤等爲古籍的研究整理帶來很大困難。《中醫古籍整理叢書》作爲國家項目，得到了衛生部和國家中醫藥管理局的大力支持，不僅爲組織工作的實施和科研經費的保障提供了有力支援，而且爲珍本、善本版本的調閲、複製、使用等創造了便利條件。因此，本叢書的版本價值和文獻價值隨着時間的推移日益凸顯。爲保持原書原貌，我們只作了版本調整，原繁體字竪排（校注本）現改爲繁體字横排，以適應讀者閲讀習慣。

由於原版書出版時間已久，圖書市場上今已很難見到，部分著作甚至已成爲中醫讀者的收藏珍品。爲便於讀者研習，我社決定精選部分具有較大影響力的名家名著，編爲《中醫古籍整理叢書重刊》出版，以饗讀者。

人民衛生出版社

二〇一三年三月

出版者的話

在浩如烟海的古醫籍中，保存了中國醫藥學精湛的理論和豐富的臨證經驗。爲繼承發揚祖國醫藥學遺産，過去，我社影印、排印出版了一批古醫籍，以應急需。根據中共中央和國務院關於加强古籍整理的指示精神，以及衛生部一九八二年制定的《中醫古籍整理出版規劃》的要求，今後，我社將經過中醫專家、學者和研究人員在最佳版本基礎上整理的古醫籍，做到有計劃、有系統地陸續出版，以滿足廣大讀者和中醫藥人員的需要。

這次中醫古籍整理出版，力求保持原書原貌，並注意吸收中醫文史研究的新發現、新考證；有些醫籍經過整理後，在一定程度上可反映出當代學術研究的水平。然而，歷代中醫古籍所涉及的内容是極其廣博的，所跨越的年代也是極其久遠的。由於歷史條件所限，有些醫籍夾雜一些不當之説，或迷信色彩，或現代科學尚不能解釋的内容等，希望讀者以辯證唯物主義的觀點加以分析，正確對待，認真研究，從中吸取精華，以推動中醫學術的進一步發展。

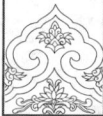

《黄元御醫集》共十一種,清代黄元御撰,今分六個分册出版。本書爲第六分册,收載有《長沙藥解》《玉楸藥解》兩種。《長沙藥解》是詮釋《傷寒》《金匱》方藥之作。《玉楸藥解》是論述仲師未用藥物之作。以上係《四庫全書總目提要》著録之《黄元御醫書十一種》之十、十一也。

自神農嘗百草以治民疾,而醫藥始興,故言藥性者首推《神農本草經》。自唐以降,下逮明清,本草著述日繁,各有精藴。集其大成,惠濟後來之尤者,乃李時珍之《本草綱目》。然"《經》傳炎帝,非盡曇文,録出桐君,不皆昔義",《内》《難》論及方藥者,頗爲鮮見,後之著述,精粗不一。惟仲師之《傷寒》《金匱》,乃方書之祖,其處方用藥,薪傳古聖精義,萬世之師。黄氏精研《傷寒》《金匱》數十載,於乾隆十三年戊辰撰著之《傷寒懸解》《金匱懸解》,已述及方藥。爲繼炎農偉業,羽翼二懸解,正藥性而師後世,遂"遠考《農經》,旁概百氏",於乾隆十八年癸酉,取仲師常用藥物一百六十二種,而詮釋之,分爲四卷,勒成一部,名之曰《長沙藥解》。是書以藥爲經,以方爲緯,於每藥之下,首述其性味歸經,繼述功用治證,次録《傷寒》《金匱》凡用是藥之方,是方治證,並加以詮釋,兼及前人論述之得失。詮釋多有發明,爲前人有所未及者。

仲師所用藥物之性味功效,黄氏已撰《長沙藥解》以詮釋之,未用之藥,散在後世諸家本草。黄氏爲羽翼《長沙藥解》,正藥性而濟後來,乃於乾隆十九年甲戌,取仲師未用之藥二百九十一種,分草部、木部、金石部、果部、禽獸部、鱗介魚蟲部、人部、雜類部八卷，勒成一部，名之曰《玉楸藥解》。是書於每藥之下，首述其性味歸經，繼述功用治證，除個別引録《農經》之論、前人論述得失外，均係黃氏精研本草之心得見解，簡明實用。

《長沙藥解》傳世之刻本有道光十二年壬辰陽湖張琦（翰風）刻本（簡稱宛鄰本）、咸豐十一年辛酉長沙徐受衡（樹銘）於福州刻本（簡稱閩本）、同治七年戊辰江夏彭器之（崧毓）於成都刻本（簡稱蜀本）、同治八年己巳長沙黃濟於重慶刻本（簡稱渝本）、光緒二十年甲午上海圖書集成印書局排印本（簡稱集成本）等。以宛鄰本刻印精善。

《玉楸藥解》傳世之刻本有咸豐十一年辛酉長沙徐受衡（樹銘）於福州刻本（簡稱閩本）、同治七年戊辰江夏彭器之（崧毓）於成都刻本（簡稱蜀本）、同治八年己巳長沙黃濟於重慶刻本（簡稱渝本）、光緒二十年甲午上海圖書集成印書局排印本（簡稱集成本）等。其中以閩本最佳。

此次點校，《長沙藥解》以宛鄰本爲底本，其内容不删節，不改編。以閩本、蜀本爲主校本。以集成本、《傷寒懸解》、《金匱懸解》、《傷寒説意》爲旁校本。以《神農本草經》（人民衛生出版社一九五七年新一版）、《新修本草》（羣聯出版社一九五五年第一版）、《本草綱目》（商務印書館一九五四年重印本）爲他校本。並參考《重廣補注黃帝内經素問》（人民衛生出版社一九五六年據唐代王冰注，宋代林億等校，明代顧從德翻宋刻本影印本）、《靈樞經》（人民衛生出版社一九五六年據明代趙府居敬堂刻本影印本）、《難經集註》（吳人吕廣等註，明代王九思等輯，商務印書館一九五五年版）、《傷寒論》（人民衛生出版社一九五七年據明代趙開美翻宋版影印本）、《金匱要略方論》（人民衛生出版社一九五六年影印之明代趙開美刻本、清康熙六十年辛丑寶綸堂刻本）及黃氏其他醫籍等。《玉楸藥解》以閩本爲底本，其内容不删節，不改編。以蜀本爲主校本。以集成本、石印本爲旁校本。他校本與《長沙藥解》所用諸本相同，並參考黃氏其他醫籍。

　　以上二書，這次整理除標點外，校勘以對校、本校、他校爲主，酌情運用理校，兼以必要的訓詁。具體問題的處理，見以下各點。

　　（一）底本中確係明顯之錯字、別字、訛字，或筆畫小誤者，如已巳不分、日月混淆等，均予逕改，不出校記。

　　（二）如係底本錯訛脱衍，則據校本改正或增删，並出校注明。

　　（三）底本與校本不一，難予肯定何者爲是者，原文不動，出校注明。

　　（四）書中引録他書之文獻，黃氏多有删節，或縮寫改動，但均不失原意，故置之不論，以保持本書原貌。

　　（五）書中文義古奥難明之字、詞等，出注訓釋。

　　（六）凡屬難字、僻字、異讀字，黃氏未注音者，均予注音。注音採用直音法，即漢語拼音加同音字。

　　（七）凡屬古體字、俗字、一般避諱字（如玄、厤、甯、邱等），均予逕改，不出注或首見出注。

　　（八）凡屬通假字，一般不改動，首見出注釋明。

　　（九）生僻、難明之成語、典故，出注説明其出處。

　　（十）以上二書目録，有錯訛者，均據正文做了訂正。《玉楸藥解》總目過簡，因删，保留分目。

　　　　　　　　　　　　　　　　　　孫洽熙

西安市中醫醫院　麻瑞亭　主校　徐淑鳳　點校
　　　　　　　　　　　　　　　　　　蕭芳琴
　　　　　　　　　　　　　　一九八七年七月

總目録

目録

清 · 黃元御 撰

長沙藥解

聞之《呂覽》:始生之者,天也,養成之者,人也。成之者,遂其生也,是天人之合也。然生之者,布帛也,菽粟也,殺之者,若鋒刃,若鼎鑊,若水旱,若蝗螟。生之途,未能十一,殺之途,不止十三,何其生之寡而殺之多也?此人事乎?抑天道耶?玉楸子曰:此未足以爲多也,有其至多者焉。屠羊説[1]以屠羊傳,而羊不哀,其道孤也。無何,屠牛坦以屠牛傳,而庖丁起,其黨漸衆,牛始哀矣。無何,高漸離[2]以屠狗傳,而聶政[3]興,朱亥出,樊噲生,其徒愈繁,而狗始悲矣。無何,白起、章邯之屬,以戰將名,寧成、郅都之輩,以刑官著,自兹屠人者傳矣。風氣開,下流衆,苟道將、爾朱榮[4]之徒,且比肩來,索元禮、來俊臣之類,更接踵至,尤而效之,抑又甚焉。至於原野厭[5]人之肉,川谷流人之血,人始哭矣。

此良可疾首痛心已,而君子未以爲痛也。何則?大難既平,目[6]不睹兵革之事,耳[7]不聞羅織之經,其人死,其禍絶,往者已矣,來者猶幸。夫何庸工羣起,而談岐黃,則殺之至多,而不可勝窮者,無如此甚矣。不以戈鋋,而人罹鋒刃,不事箝網,而人遭誅夷。其書

〔1〕屠羊説 "屠羊",復姓,以技爲氏。"屠羊説",人名。《通志·民族略》:《韓詩内傳》:"楚有屠羊説。"
〔2〕高漸離 戰國燕人,詳見《史記·刺客傳》。
〔3〕聶政 戰國韓軹人,詳見《戰國策·韓》《史記·聶政傳》。
〔4〕爾朱榮 後魏北秀容人。詳見《魏書》《北史·本傳》。
〔5〕厭 通"饜",飽也。《左傳·隱元年》:"姜氏何厭之有?"
〔6〕目 原作"且",據閩本、蜀本改。
〔7〕耳 原作"且",據閩本、蜀本改。

多，其傳久，其流遠，其孤衆，其人已死，其禍不絶。遂使四海之大，百世之遠，盡飲其羽[1]，飽其鋒，登其梯，入其甕。水旱不年有，而此無免時，蝗螟不歲見，而此無逃期。痛哉！痛哉！此最可痛哭流涕者也！其天道乎？抑人事耶？

　　玉楸子悲先聖之不作，後學之多悖，處滑[2]靡波流之日，思以一簣障江河，垂簾著述，十載於茲矣。以爲書者，庸工之法律，藥者，庸工之刀斧，千載大難，吾將解之。張睢陽曰：未識人倫，焉知天道。天道遠，人理近，始欲與之言人理，人理玄，物性昭，今且與之晰物性。恆有辯章百草之志，未遑也。

　　辛未秋，南浮江淮，客陽丘，默默不得意。癸酉仲春之初，東郊氣轉，北陸寒收，遂乃遠考《農經》，旁概百氏。近古以來，李時珍作《綱目》，搜羅浩衍，援引該洽。備牛扁狗骨之木，列雞頭鴨脚之草，採神經[3]怪牒以炫其奇，徵野史稗官以著其富。紀載博矣，而醜謬不經。嗟乎！未識人理，焉知物性，今欲與之言物性，仍兼與之晰人理。侍讀吳公駐馬相過，聞之，惘然離席，進曰：惟吾子删其怪妄，歸於簡約，以復炎黃之舊，意亦可焉。玉楸子伏而唯曰：吾無從删也。經傳炎帝，非盡曩文[4]，録出桐君，不皆昔義，下及餘子，更不曉事，莠盛苗穢，非種難鋤，悉剗[5]爾類，利用大耕耳。乃取仲景方藥箋疏之，作《長沙藥解》。

　　停筆愴懷，中宵而嘆，公孫悼倍偏枯之藥，以起死人，其藥不靈，何則？人已死也，然以治偏枯，則其藥靈。偏枯者，半死半生也，偏枯之人而使之不枯，是半死之人而使之不死也，則謂公孫悼之藥

---

〔1〕飲其羽　即"飲羽"。《吕氏春秋·精通》："養由基射兕中石，矢乃飲羽。"《注》："飲羽，飲矢至羽。"此喻受害之深。

〔2〕滑（gǔ古）《廣韻》："滑，亂也。"

〔3〕神經　神秘之書。《廣弘明集·答沙汰釋李詔表》："至若……神經秘録……皆是憑虛之説。"

〔4〕曩（nǎng攘）文　《説文》："曩，亦謂曏時也。"《左傳》襄二四年："曩者志入而已，今則怵也。""曩文"，在此指古聖之文。

〔5〕剗（chǎn產）《廣雅·釋詁》："剗，削也。"即剷除之意。《戰國策·齊策》："剗而類。"

能起死人也可。今以起死人之藥而治偏枯，其藥亦不靈，非藥之不靈，人之不解也。

噫！前古聖人，嘗草木而作經，後古聖人，依感復而立法，欲以生人，而後世乃以之殺人，由其不解人理，不解物性也。玉楸子《長沙藥解》成，知其解者，旦暮遇之，斯拱而竢之耳。

乾隆十八年歲在癸酉二月昌邑黃元御撰

《長沙藥解》者,黃氏述《傷寒》、《金匱》方藥之旨而作也。

自神農嘗百草以治民疾,而醫學始興,故言藥性者以神農爲主。而世傳《神農本草經》三卷,《漢志》不著録,其言不類上古,又雜出後漢地名,陶宏景以爲仲景、元化輩所記。而《傷寒論序》云:撰用《素問》、《八十一難經》、《陰陽大論》、《胎臚藥録》,而不及《本草經》,以其說按之,亦往往不合。蓋上古文字未興,多出口授傳,其學者乃編勒成書。受授既久,多所差謬,或閒以己說,故其言雜而不能醇。魏晉以來,吳普、李當之、陶宏景皆有增益,各爲撰述。唐宋諸臣,復屢事修纂,務爲衒博,以求該備,於是異說橫出,破碎無紀。醫者無所宗尚,乃各出私智,人自爲書,故宋元而[1]後,醫有異學,藥有異性。

明·李時珍作《本草綱目》,思以正之,而[2]援據繁縟,輒未得其精要。蓋沿襲訛謬,數千百年,古籍淆亂,無所依據,而欲以一人心力拾掇而得之,斯固難矣。

余嘗以爲學者生千載後,既不能具生知之性,通神明之德,以類[3]萬物之情。僅據往籍,以得大概,而本草既訛,雜不可信,《素問》諸書,又不及方藥。惟仲景氏繼炎黃之業,作《傷寒》、《金匱》,後世宗之,爲方書之祖。其處方論藥,條理精密,有端緒可尋。又生

----

〔1〕宋元而 原缺,據閩本、集成本補。

〔2〕正之而 原缺,據閩本、集成本補。

〔3〕類 《爾雅·釋詁》:"類,善也。""善",猶解也。《禮記·學記》:"相觀而善之謂摩。"《疏》:"善,猶解也。"

當漢世，多得古説。然則今日而欲辨章百物，求神農黄帝之所傳者，舍仲景之書，其奚適焉？此即黄氏作書之意也。

余既刊《傷寒懸解》，乃復刊此，俾相輔以行，而述所知者序其後。至若排比方藥，以求其性，貫串大義，以達其用，探賾索隱，鉤深致遠，世有知者，自能鑒之，無事贅説爾。

陽湖張琦

長沙藥解目録

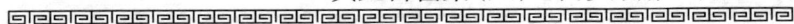

凡藥一百六十二

甘草　味甘，氣平，性緩，入足太陰脾、足陽明胃經。備沖和之正味，秉淳厚之良資，入金木兩家之界，歸水火二氣之間，培植中州，養育四旁，交媾精神之妙藥，調濟氣血之靈丹。

《傷寒》炙甘草湯，甘草四兩、桂枝三兩、生薑三兩、大棗十二枚、人參二兩、生地一斤、阿膠二兩、麻仁半升、麥冬半升。清酒七升，水八升，煮三升，去渣，入阿膠，消化，溫服一升，日三服。一名復脈湯。治少陽傷寒，脈結代，心動悸者。以少陽甲木，化氣於相火，其經自頭走足，循胃口而下兩脇，病則經氣上逆，衝逼戊土，胃口填塞。硋[1]厥陰風木升達之路，木鬱風作，是以心下悸動。其動在胃之大絡，虛里之分，正當心下。經絡壅塞，營血不得暢流，相火升炎，經絡漸而燥澀，是以經脈結代。相火上燔，必刑辛金，甲木上鬱，必剋戊土，土金俱負，則病轉陽明，而中氣傷矣。甲木之升，緣胃氣之逆，胃土之逆，緣中氣之虛。參、甘、大棗，益胃氣而補脾精，膠、地、麻仁，滋經脈而澤枯槁，薑、桂行營血之瘀澀，麥冬清肺家之燥熱也。

甘草瀉心湯，甘草四兩、大棗十二枚、半夏半升、黃連一兩、黃芩三兩、乾薑三兩。治太陽傷寒中風，下後心下痞鞕，乾嘔心煩，穀不化，腹中雷鳴下利者。以下後中氣虛寒，水穀不消，土木皆鬱，升降倒行。脾陷而賊於乙木，則腹中雷鳴而下利。胃逆而賊於甲木，則心下痞鞕而乾嘔。君相火炎，宮城不清，是以心煩。甘、薑、大棗，溫補中氣之虛寒，芩、連清瀉上焦之煩熱，半夏

---

〔1〕硋　《集韻》："音艾，同礙。"

長沙藥解卷一

昌邑黃元御坤載著

降胃逆而止乾嘔也。

四逆湯，甘草二兩、乾薑一兩半、附子生一枚。治太陰傷寒，脈沉腹脹，自利不渴者。以寒水侮土，肝脾俱陷，土被木賊，是以腹脹下利。附子溫補其腎水，薑、甘溫補其脾土也。脾主四肢，脾土濕寒，不能溫養四肢，則手足厥冷。四肢溫暖爲順，厥冷爲逆，方以甘草而君薑、附，所以溫中而回四肢之逆，故以四逆名焉。治少陰病，膈上有寒飲，乾嘔者。以其腎水上凌，火土俱敗，寒飲泛溢，胃逆作嘔。薑、甘、附子，溫補水土而驅寒飲也。治厥陰病，汗出，外熱裏寒，厥冷下利，腹內拘急，四肢疼者。以寒水侮土，木鬱賊脾，微陽不歸，表裏疏泄。薑、甘、附子，溫補水土，以回陽氣也。

通脈四逆湯，甘草、乾薑各三兩，生附子一枚。治少陰病，下利清穀，手足厥逆，脈微欲絕者。以寒水侮土，木鬱賊脾，是以下利。脾陽頹敗，四肢失溫，是以厥逆。經氣虛微，是以脈微欲絕。薑、甘、附子，溫補裏氣而益四肢之陽也。治厥陰病，下利清穀，裏寒外熱，汗出而厥者。以水土寒濕，木鬱賊脾，微陽不斂，表裏疏泄。薑、甘、附子，溫暖水土，以達木鬱也。

四逆散，甘草、枳實、柴胡、芍藥。等分爲末，飲服方寸匕。治少陰病，四逆者。以水寒木枯，鬱生風燥，侵剋脾土，中氣痞塞，不能四達。柴、芍清其風木，甘草補其中氣，枳實瀉其痞滿也。

甘草乾薑湯，甘草四兩、乾薑二兩。治傷寒汗後，煩躁吐逆，手足厥冷者。以汗後火泄土敗，四肢失養，微陽離根，胃氣升逆。甘草、乾薑，補土溫中，以回升逆之陽也。

《金匱》甘草附子湯，甘草二兩、附子二枚、白朮二兩、桂枝四兩。治風濕相搏，骨節疼煩，汗出短氣，小便不利，惡風不欲去衣，或身微腫者。以水寒土濕，木鬱不能行水，濕阻關節，經絡不通，是以痛腫。濕蒸汗泄，衛陽不固，故惡風寒。朮、甘補土燥濕，桂枝疏木通經，附子溫其水寒也。

甘草麻黃湯，甘草二兩、麻黃四兩。治裏水，一身面目黃腫，小便不利者。以土濕不能行水，皮毛外閉，溲尿下阻，濕無去路，淫蒸肌膚，而發黃腫。甘草補其土，麻黃開皮毛而瀉水濕也。

《傷寒》調胃承氣湯，甘草二兩、大黄三兩、芒硝半斤。治太陽傷寒三日，發汗不解，蒸蒸發熱，屬陽明者。以寒閉皮毛，經鬱發熱。汗出熱泄，病當自解，發汗不解，蒸蒸發熱者，此胃陽素盛，府熱内作，將來陽明之大承氣證也。方其蒸蒸發熱之時，早以甘草保其中，硝、黄瀉其熱，胃氣調和，則異日之府證不成也。

《金匱》白頭翁加甘草阿膠湯，白頭翁、黄連、黄檗、秦皮各三兩，甘草、阿膠各二兩。治産後下利虛極者。以産後亡血木燥，賊傷脾土，而病下利。白頭翁以清其濕熱，甘草補其脾土，阿膠潤其風木也。

《傷寒》甘草湯，生甘草二兩　　治少陰病二三日，咽痛者。少陰水旺，二火俱騰，上行清道，是以咽痛，生甘草瀉熱而消腫也。

甘草粉蜜湯，甘草二兩、鉛粉一兩、蜜四兩。水三升，煮甘草，取二升，入粉、蜜，煎如薄粥。治蚘蟲爲病，吐涎心痛，發作有時者。以土弱氣滯，木鬱蟲化。甘草補土，白粉[1]殺蟲，蜂蜜潤燥而清風，滑腸而下積也。

人之初生，先結祖氣，兩儀[2]不分，四象未兆，混沌莫名，是曰先天。祖氣運動，左旋而化己土，右轉而化戊土，脾胃生焉。己土東升，則化乙木，南升則化丁火，戊土西降，則化辛金，北降則化癸水，於是四象全而五行備。木溫、火熱、水寒、金涼，四象之氣也。木青、金白、水黑、火赤，四象之色也。木臊、水腐、金腥、火焦，四象之臭也。木酸、金辛、火苦、水鹹，四象之味也。土得四氣之中，四色之正，四臭之和，四味之平，甘草氣、色、臭、味，中正和平，有土德焉，故走中宮而入脾胃。

脾土溫升而化肝木，肝主藏血而脾爲生血之本，胃土清降而化肺金，肺主藏氣而胃爲化氣之源，氣血分宮，胥[3]秉土氣。甘草體具五德，輔以血藥，則左行己土而入肝木，佐以氣藥，則右行戊土而

---

〔1〕白粉　即鉛白粉，亦即鉛粉。

〔2〕兩儀　天地也。《易·繫辭》："是故《易》有太極，是生兩儀。"《疏》："不言天地而言兩儀者，下與四象相對，謂兩體容儀也。"

〔3〕胥　《集韻》："胥，皆也。"《詩·小雅》："君子樂胥。"

入肺金。肝血溫升，則化神氣，肺金清降，則化精血。脾胃者，精神氣血之中皇，凡調劑氣血，交媾精神，非脾胃不能，非甘草不可也。

肝脾之病，善於下陷，入肝脾者，宜佐以升達之味，肺胃之病，善於上逆，入肺胃者，宜輔以降斂之品。嘔吐者，肺胃之上逆也，滯氣不能上宣，則痞悶於心胸，泄利者，肝脾之下陷也，滯氣不得下達，則脹滿於腹脅，悉緣於中氣之虛也。上逆者，養中補土，益以達鬱而升陷，則嘔吐與脹滿之家，未始不宜甘草。前人中滿與嘔家之忌甘草者，非通論也。

上行用頭，下行用梢，熟用甘溫培土而補虛，生用甘涼瀉火而消滿。凡咽喉疼痛，及一切瘡瘍熱腫，並宜生甘草瀉其鬱火。熟用，去皮，蜜炙。

白朮　味甘、微苦，入足陽明胃、足太陰脾經。補中燥濕，止渴生津，最益脾精，大養胃氣，降濁陰而進飲食，善止嘔吐，升清陽而消水穀，能醫泄利。

《金匱》桂枝附子去桂加白朮湯，甘草二兩、大棗六枚、生薑兩半、附子一枚、白朮一兩。治風濕相搏，身體疼煩，大便堅，小便自利者。以汗出遇風，表閉汗回，流溢經絡關節，營衛鬱阻，是以疼煩。若小便不利，此應桂枝加附子，暖水達木，以通水道。今大便堅，小便自利，則濕在表而不在裏。而水道過通，恐亡津液，故去桂枝之疏泄，加白朮以補津液也。

越婢加朮湯，麻黃六兩、石膏半斤、甘草二兩、生薑三兩、大棗十二枚、白朮四兩。治裏水，一身面目黃腫，小便自利而渴者。以皮毛外閉，濕氣在經，不得泄路，鬱而生熱，濕熱淫蒸，是以一身面目黃腫。若小便不利，此應表裏滲瀉，以驅濕熱。今小便自利而渴，則濕兼在表而不但在裏，便利亡津，是以發渴。甘草、薑、棗，補土和中，麻、膏瀉經絡之濕熱，白朮補藏府之津液也。

麻黃加朮湯，麻黃三兩、桂枝二兩、甘草一兩、杏仁七十枚、白朮四兩。治濕家身煩疼者。以濕鬱經絡，皮毛不泄，故身煩痛。麻黃湯泄皮毛以驅濕，恐汗去而津亡，故加白朮，以益津也。此即裏水之證，小便不利者也。

理中丸，方在人參。治霍亂吐利。若臍下築者，腎氣動也，去术，加桂四兩，去术之滯，加桂枝益肝陽而伐腎陰也。吐多者，去术，加生薑三兩，去术之壅，加生薑降逆而止嘔吐也。腹滿者，去术，加附子一枚，去术之閉，加附子開瘀濁而消脹滿也。下多者，仍用术，以其固脫陷而止泄也。渴欲得水者，加术足前成四兩半，以其生津液而去濕也。

白术散，白术、蜀椒、川芎、牡蠣等分。姙娠養胎。以胎姙之病，水寒土濕，木氣鬱結，而剋脾土，則脾困不能養胎。白术補土燥濕，蜀椒暖水斂火，芎藭疏乙木之鬱，牡蠣消肝氣之結也。

脾以太陰而抱陽氣，故溫升而化木火，胃以陽明而含陰精，故清降而生金水。胃降則空虛而善容，是以食下而不嘔，脾升則摩盪而善腐，是以穀消而不利。五行之性，火燥而水濕，太陰脾土，升自水分，因從水分[1]而化濕，陽明胃土，降於火位，因從火位而化燥。太陰之濕濟陽明之燥，陽明之燥濟太陰之濕，燥濕調和，中氣輪旋，是以胃納脾消，吐利不作。

但太陰脾以濕土司令，陽明胃從燥金化氣。辛金己土，俱屬太陰，而辛金不如己土之濕，庚金戊土，俱屬陽明，而戊土不如庚金之燥，緣化於人，不敵主令於己者之旺也。人之衰也，火日虧而水日盛，燥日消而濕日長。濕則中氣凝鬱，樞軸不運，升降反作，脾陷胃逆。脾陷則乙木不達，下剋己土，水穀不消而爲泄，胃逆則甲木失歸，上剋戊土，飲食不納而爲嘔。白术補土燥濕，土燥而升降如前，是以吐泄兼醫。理中湯方在人參。用之以治痞滿嘔泄，蓋與薑、甘、人參溫補中氣，轉其升降之軸，自復清濁之位也。其性守而不走，故於補虛固脫，獨擅其長，而於疏通宣導，則未能焉。若臍動腹滿諸證，非薑、桂、附子，不能勝任矣。

凡去濕之品，每傷於燥。白术氣味濃郁，汁漿淳厚，既養胃氣，亦補脾氣，最生津液，而止燥渴。仲景用之於桂枝、麻黃之內，汗去而津液不傷，至妙之法也。

---

〔1〕分　原脫，據集成本、石印本補。

　　蓋濕淫之病，善傷津液。以土燥金清，則肺氣降灑，而化雨露。其露氣之氤氳而游溢者，浸潤滑澤，是謂之津。津液滲灌，藏府霑濡，是以不渴。濕則氣滯津凝，淫生痰涎，藏府失滋，每生燥渴。津液無多，而再經汗泄，濕愈而燥傷矣。加白术去濕而養津，此除濕發汗之金繩也。

　　水火之交，其權在土。水化而爲木火，由己土之左旋，火化而爲金水，緣戊土之右轉，土者，水火之中氣也。中氣旺則戊土蟄封，陰降而抱陽，九地之下，常煦然而如春，己土升發，陽升而含陰，九天之上，常凜然而如秋。中氣衰則戊土逆升，失其封蟄之職，火飛而病上熱，己土順陷，乖其發達之政，水沉而病下寒，是以火熱水寒之病，必緣土敗。仲景治水，五苓、真武、附子、澤瀉諸方，俱用白术，所以培土而制水也。禹平[1]水土，非土則水不可平。治天下之水者，莫如神禹，治一身之水者，莫如仲景，聖聖心符，天人不殊也。

　　白术性頗壅滯，宜輔之以疏利之品。肺胃不開，加生薑、半夏以驅濁，肝脾不達，加砂仁、桂枝以宣鬱，令其旋補而旋行，則美善而無弊矣。

　　產於潛[2]者佳。選堅白肥鮮者，泔浸，切片，盤盛，隔布上下鋪濕米，蒸至米爛，曬乾用。

　　人參　味甘、微苦，入足陽明胃、足太陰脾經。入戊土而益胃氣，走己土而助脾陽，理中第一，止渴非常，通少陰之脈微欲絕，除太陰之腹滿而痛，久利亡血之要藥，盛暑傷氣之神丹。

　　《金匱》人參湯，人參、白术、甘草、乾薑各三兩。即理中湯。治胸痹心痞，氣結在胸，胸滿，脅下逆搶心。以中氣虛寒，脾陷胃逆，戊土迫於甲木，則胸中痞結，己土逼於乙木，則脅下逆搶。甘草、白术，培土而燥濕，薑、參溫中而扶陽，所以轉升降之軸也。

　　理中丸，即人參湯四味作丸。治霍亂吐利，頭痛身疼，發熱惡寒。以夏月飲食寒冷，水穀未消，感冒風寒，皮毛外閉，宿食內阻，木氣

――――――――――

〔1〕平　治也。《書·大禹謨》：“地平天成。”《傳》：“水土治曰平。”
〔2〕潛　浙江省於潛縣。

不舒。菀[1]而剋土，胃氣壅遏，水穀莫容，胃逆則嘔，脾陷則利。參、術、薑、甘，溫補中氣，所以撥上下之樞也。腹痛者，加人參足前成四兩，以陽衰氣滯，土木逼迫，加人參補肝脾之陽，以消[2]陰滯也。

四逆加人參湯，甘草二兩、乾薑二兩半、生附子一枚、人參一兩。治霍亂利止脈微。以泄利既多，風木不斂，亡血中之溫氣。四逆湯暖補水土，加人參以益血中之溫氣也。

《傷寒》通脈四逆湯，方在甘草。治少陰病，下利清穀，裏寒外熱，手足厥逆，脈微欲絕。利止脈不出者，加人參一兩，以利亡血中溫氣，故肢寒，脈微欲將斷絕，加人參補肝脾之陽，以充經脈也。

新加湯，桂枝三兩、甘草二兩、大棗十二枚、芍藥四兩、生薑四兩、人參三兩。治傷寒汗後，身疼痛，脈沉遲者。以汗瀉血中溫氣，陽虛肝陷，故脈沉遲。經脈凝濇，風木鬱遏，故身疼痛。甘、棗、桂枝，補脾精而達肝氣，加芍藥清風木之燥，加生薑行血脈之瘀，加人參補肝脾之陽，以充經脈也。

白虎加人參湯，石膏一斤、知母六兩、甘草二兩、粳米六合、人參三兩。治傷寒汗後心煩，口渴舌燥，欲飲水數升，脈洪大者。以胃陽素盛，津液汗亡，府熱未定[3]，肺燥先動。白虎瀉熱清金，加人參以補汗亡之陽氣也。治太陽中暍，汗出惡風，身熱而渴者。以暑月感冒，風寒鬱其內熱，而傷元氣。熱盛而寒不能閉，是以汗出。白虎清金而瀉熱，加人參以益耗傷之陽也。

小柴胡湯，方在柴胡。治少陽傷寒。渴者，去半夏，加人參、栝蔞根，以津化於氣，氣熱故津傷而渴，人參、栝蔞根，清金而益氣也。

氣充於肺，而實原於腎。肺氣下降，而化腎水，水非氣也，而水實含肺氣。此氣在水，《難經》謂爲生氣之原，道家名爲水中氣。蓋陰陽之理，彼此互根，陰升而化陽，又懷陰精，陽降而化陰，又胎陽氣。陽氣一胎，己土左旋，升於東南，則化木火。脾以陰體而抱陽魂，非脾

---

〔1〕菀　通“鬱”。《廣韻》：“菀，音鬱，義同。”

〔2〕消　原作“清”，據蜀本、集成本、石印本改。

〔3〕定　猶成也。《呂覽·仲冬》：“以待陰陽之所定。”

陽之春生，則木不溫，非脾陽之夏長，則火不熱，故肝脾雖盛於血，而血中之溫氣，實陽升火化之原也。及其升於火而降於金，則氣盛矣，是以肝脾之氣虛，肺胃之氣實。虛而實則肝脾升，實而虛則肺胃降。實而實則肺胃壅塞而不降，虛而虛則肝脾抑鬱而不升，而總由於中氣之不旺。

中氣居不戊不己之間，非金非木之際，旺則虛者，充實而左升，實者沖虛而右降，右不見其有餘，左不見其不足。中氣不旺，則輪樞莫轉，虛者益虛而左陷，實者益實而右逆。

人參氣質淳厚，直走黃庭[1]，而補中氣。中氣健運，則升降復其原職，清濁歸其本位，上下之嘔泄皆止，心腹之痞脹俱消。仲景理中湯、丸，用之以消痞痛而止嘔泄，握其中樞，以運四旁也。大建中湯、方見膠飴。大半夏湯、方見半夏。黃連湯方在黃連。諸方，皆用之治痞痛嘔利之證，全是建立中氣，以轉升降之機。由中氣以及四維，左而入肝，右而入肺，上而入心，下而入腎，無往不宜。但入心則宜涼，入腎則宜熱，入肺胃則宜清降，入肝脾則宜溫升，五藏自然之氣化，不可違也。

中氣者，經絡之根本，經絡者，中氣之枝葉，根本既茂，枝葉自榮，枝葉若萎，根本必枯。肝脾主營，肺胃主衛，皆中氣所變化也。凡沉、遲、微、細、弱、濇、結、代之診，雖是經氣之虛，而實緣中氣之敗，仲景四逆、新加、炙甘草方在甘草。皆用人參，補中氣以充經絡也。

白朮止濕家之渴，人參止燥證之渴。白朮滲土金之濕，散濁氣而還清，清氣飄灑，真液自滴，人參潤金土之燥，蒸清氣而爲霧，霧氣氤氳，甘露自零。至於盛暑傷氣之熱渴，大汗亡津之煩躁，加人參於白虎，清金之內，化氣生津，止渴滌煩，清補之妙，未可言喻。麥門[2]冬湯、方在麥冬。竹葉石膏湯方在竹葉。二方之用人參，清金

---

〔1〕黃庭 道家語，在此指脾胃。《上清黃庭內景經·釋題》：「黃者，中央之色也，庭者，四方之中也。外指事即天中、人中、地中，內指事即腦中、心中、脾中。」

〔2〕門 原脫，諸本均同，據本書書卷三麥冬釋文、《金匱懸解》卷十五、《金匱要略·肺痿肺癰欬嗽上氣病脈證治》補。

補水之玉律也。

熟用溫潤，生用清潤。

大棗　味甘、微苦、微辛、微酸、微鹹，氣香，入足太陰脾、足陽明胃經。補太陰己土之精，化陽明戊土之氣，生津潤肺而除燥，養血滋肝而息風，療脾胃衰損，調經脈虛芤。

《金匱》十棗湯，甘遂、芫花、大戟等分爲散，大棗十枚。煎服一錢匕。治中風表解，内有水氣，下利嘔逆，頭痛，心下痞鞕滿，引脅下痛，汗出不惡寒者。以土敗不能制水，水邪泛濫，中氣鬱阻，肝脾下陷而爲泄利，膽胃上逆而作嘔吐。戊土迫於甲木，是以心痞脅痛。相火升而衛泄，是以汗出。表證既解，故不惡寒。芫、遂、大戟，決其積水，大棗保其脾精也。

《傷寒》苓桂甘棗湯方在茯苓。用之治傷寒汗後，臍下悸動，欲作奔豚，以汗瀉肝脾精氣，木枯風動，鬱勃衝擊，土敗而風木升騰，是爲奔豚，大棗補脾精而滋風木也。《金匱》甘麥大棗湯方在小麥。用之治婦人藏燥，悲傷欲哭，以木枯風盛，肺津被耗，大棗補脾精而潤風燥也。

《傷寒》小柴胡湯方在柴胡。治少陽傷寒，脅下痞鞕者，去大棗，加牡蠣，咳者，去人參、大棗、生薑，加五味、乾薑，《金匱》黃耆建中湯方在膠飴。治虛勞裏急，諸不足，腹滿者，去大棗，加茯苓一兩，以其補而不行，益滯而助壅也。

木宜直升，曲則作酸，金宜從降，革則作辛，水宜上行，潤下則鹹，火宜下濟，炎上則苦。酸則木病，故宜辛散，辛則金病，故宜酸收，鹹則水病，故宜苦溫，苦則心病，故宜鹹寒。金木不遂其性則病生，水火各遂其性則病作，治宜對宮之味，所以反逆而爲順也。土居四象之中，得五味之和，五氣之正，不酸、不辛、不苦、不鹹，其味曰甘，不腥、不臊、不焦、不腐，其氣曰香。味爲陰而氣爲陽，陽性動而陰性靜，以其味甘，則陰靜而降，以其氣香，則陽動而升。升則己土左旋而水木不陷，降則戊土右轉而火金不逆。

四象之病而生四味者，土氣之弱也。大棗純和凝重，具土德之全，氣味甘香，直走中宮，而入脾胃，其甘宜胃，其香宜脾。而香甘之外，則四象之味俱備，其辛宜肝，其酸宜肺，其苦宜腎，其鹹宜心。補中宮而養諸子，既左右之咸宜，亦四達而不悖，真天下之佳果，人間之良藥。

其味濃而質厚，則長於補血而短於補氣。人參之補土，補氣以生血也，大棗之補土，補血以化氣也，是以偏入己土，補脾精而養肝[1]血。凡内傷肝脾之病，土虛木燥，風動血耗者，非此不可，而尤宜於外感發表之際。

蓋汗血一也。肺主衛氣而司皮毛，肝主營血而司經絡。營行脈中，爲衛之根，衛行脈外，爲營之葉，非衛則營不生，非營則衛不化。醞於衛而藏於營，則爲血，釀於營而泄於衛，則爲汗，雖異名而實同出，故曰奪汗者勿血，奪血者勿汗。太陽中風，衛氣外斂，營鬱而生内熱，義詳桂枝、麻黃。桂枝湯方在桂枝。開經絡而瀉營菀，不以大棗補其營陰，則汗出血亡，外感去而内傷來矣。故仲景於中風桂枝諸方皆用之，補瀉並行之法也。十棗湯、葶藶大棗數方，悉是此意。惟傷寒營閉衛鬱，義在瀉衛，不在瀉營，故麻黃湯方在麻黃。不用也。其甘多而香少，則動少而靜多，與薑桂同用，調其凝重之氣，使之游溢於藏府，灑陳於經絡。以精專之體，改而爲流利之性，此先聖之化裁也。

桂枝爲内外感傷之原，遇沉、遲、結、代之脈，一變而爲新加，再變而爲炙甘草，方在甘草。總不離桂枝之法。而當歸四逆方在當歸。治厥陰脈微欲絶，則倍用大棗以滋肝血，方用大棗二十五枚。擴桂枝之義以宏大棗之功，而大棗之能事始盡。其偉績殊效，備見於仲景諸方矣。

新製大棗法：選堅實肥大者，煮去苦水，換水煮爛，去皮核，净肉半斤，加生薑汁八兩，入原湯煮化，連汁曬乾。

膠飴　味甘，入足太陰脾、足陽明胃經。功專扶土，力可建中，入太陰而補脾精，走陽明而化胃氣，生津潤辛金之燥，養血滋乙木之風，善緩裏急，最止腹痛。

----
〔1〕肝　原作"肺"，據閩本改。

《傷寒》小建中湯，膠飴一升，芍藥六兩，桂枝、甘草、生薑各三兩，大棗十二枚。治少陽傷寒，陽脈濇，陰脈弦，寸爲陽，尺爲陰。法當腹中急痛者。以甲乙二木，表裏同氣，甲木不降，則陽脈濇，乙木不升，則陰脈弦。甲木不降，必剋戊土，法當痛見於胸脇，乙木不升，必剋己土，法當痛見於腹脇。木氣枯鞕，是以其痛迫急。少陽膽從相火化氣，厥陰肝以風木主令，肝膽合邪，風火鬱生，中氣被賊，勢在迫急。膠飴、甘草，補脾精而緩裏急，薑、桂、芍藥，達木[1]鬱而清風火也。治少陽傷寒，心中悸而煩者。以病傳少陽，相火菀隆，不可發汗。汗亡少陽之津，木枯土弱，必傳陽明，五行之理，病則傳其所勝也。胃氣調和則病愈，胃土堙鬱而不和，其心中必生煩悸。蓋少陽甲木，化氣於相火，而下交癸水者，戊土培之也。汗瀉中脘之陽，土弱胃逆，不能降蟄相火，相火飛騰，升炎於上，心液消爍，故生鬱煩。膽胃上壅，阻硋厥陰升降之路，是以動悸。以枯木而賊弱土，燥熱鬱生，傷耗胃脘之精液，則中宮敗矣。膠飴、甘草、大棗，補脾而生胃液，薑、桂、芍藥，疏木而清相火也。小建中證，即炙甘草證之輕者，煩悸不已，必至經脈結代。《金匱》治虛勞裏急腹痛，悸衄，夢而失精，四肢疼痛，手足煩熱，咽乾口燥者。以中氣衰弱，凝鬱莫運，甲木不降，累及厥陰，升路鬱阻而生動悸，相火刑金，收令不行而生吐衄。肺津消爍，則咽乾口燥。乙木不升，生氣莫遂，賊傷己土，則腹痛裏急。木鬱風動，疏泄不藏，則夢而失精。手之三陽，足之三陰，陷而不升，則手足煩熱而肢節疼痛。膠飴、甘、棗，補土養精而緩裏急，薑、桂、芍藥，疏木達鬱而清風也。

《金匱》大建中湯，膠飴一升、人參一兩、乾薑四兩、蜀椒二合。治心胸大寒痛，嘔不能飲食，腹中寒氣，上衝皮起[2]，頭足出現，上下走痛，而不可觸近。以火虛土弱，水邪無畏，中侮脾胃，上淩心火，火土雙敗，中上寒甚，嘔痛齊作，飲食俱廢。飴、參培土而建中，乾薑、

---

〔1〕木　原作"水"，據閩本改。

〔2〕起　原作"毛"，諸本均同，據《金匱懸解》卷十七、《金匱要略·腹滿寒疝宿食病脈證治》改。

蜀椒，補火而溫寒也。

黃耆建中湯，黃耆兩半、膠飴一升、芍藥六兩、桂枝三兩、甘草二兩、生薑三兩、大棗十二枚。治虛勞裏急，諸不足。虛勞之病，土敗木遏，菀稿不榮，《素問》語。是以裏急。生氣失政，緣於陽虛。膠飴、甘、棗，補脾精而緩裏急，薑、桂、芍藥，疏木鬱而清風燥，黃耆補衛陽而生營陰也。

乙木生於癸水而植於己土，甲木生於壬水而培於戊土，中氣旺則戊土右降而甲木不逆，己土左升而乙木不陷。乙木直升。故腹脇鬆暢而不滿急，甲木順降，故胸脇沖和而不痞鞕。中氣頹敗，不能四運，甲木上逆而賊戊土，乙木下陷而賊己土。土木逼迫，則痞鞕滿急、疼痛驚悸、吐衄遺泄、乾燥煩熱之病生焉。總以根本失養，枝幹不榮，故變和緩而爲急切，作盜賊以犯中原也。風木相火，鬱生燥熱，內耗脾胃之精液，外爍肝膽之精血。久而生意枯稿，中氣亡敗，則性命傾矣。膠飴溫潤淳濃，補脾精而養肝血，緩急切而潤風燥，是以建中三方皆用之，以補中而緩急。

蓋中氣者，交濟水火之樞，升降[1]金木之軸。中氣健旺，樞軸輪轉，水木升而火金降，寒熱易位，精神互根，自然邪去而正復，是強中禦外之良規也。審其木燥而用芍藥，水寒則用椒、薑，氣弱則加黃耆，血虛則加當歸，解此四法，膠飴之用，備建中立極之妙矣。

粳米 味甘，入足太陰脾、足陽明胃、手太陰肺經。入太陰而補脾精，走陽明而化胃氣，培土和中，分清泌濁，生津而止渴燥，利水而通熱澀。

《金匱》附子粳米湯，附子一枚、粳米半升[2]、半夏半升[3]、甘草一兩、大棗十枚。治腹中寒氣，雷鳴切痛，胸脇逆滿，嘔吐。以火虛土敗，

---

〔1〕降 原作"隆"，據閩本改。
〔2〕升 原作"斤"，據蜀本、集成本、石印本、《金匱懸解》卷十七、《金匱要略·腹滿寒疝宿食病脈證治》改。
〔3〕升 原作"斤"，據蜀本、集成本、石印本、《金匱懸解》卷十七、《金匱要略·腹滿寒疝宿食病脈證治》改。

水寒木鬱，肝木剋脾，故腹中雷鳴而爲切痛，膽木剋胃，故胸脇逆滿
而作嘔吐。粳米、甘、棗，補土和中，附子驅下焦之濕寒，半夏降上
脘之衝逆也。

　　《傷寒》桃花湯方在赤石脂。用之治少陰病，腹痛下利，小便不
利，便膿血者，以土濕水寒，木鬱血陷，粳米補土而和中，利水而瀉
濕也。

　　人之中氣沖和，升降不反，則清陽弗陷而濁陰弗逆。中氣虧損，
升降倒行，清氣下陷，痛墜而泄利，濁氣上逆，痛滿而嘔吐，則沖和
之地，變而爲急迫之場矣。物之沖和，莫如穀氣，粳米得穀氣之完，
《素問》：稻米者完。最補中焦，而理清濁。附子粳米湯以此和平厚重
之氣，助其中宮，桃花湯以此和煦發達之氣，益其中脘。中旺則癸
水將退，而後乾薑奏其回陽之效，己土將復，而後石脂成其固脫之
功，陰邪欲遁，而後附子展其破寒之能，胃氣欲平，而後半夏施其降
逆之力。若非粳米握其中權，雖以半夏、附子之長於降濁，何足恃
其前茅，乾薑、石脂之善於升清，安得逞其後勁。常山率然[1]，但有
首尾，未能如此呼應之靈也。

　　飲食入腹，是變精氣，穀氣化精，歸於肝脾，穀精化氣，歸於肺
胃。物之潤澤，莫過於氣，氣清而化津水，津旺則金潤，水利則土
燥。水愈利則土愈燥，而氣愈清，氣愈清則津愈旺，而水愈利。故
止渴之法，機在益氣而清金，清金之法，機在利水而燥土。以土燥
則清氣飀灑，津液流布，藏府被澤，是以不渴，土濕則濁氣湮鬱，痰
涎凝結，藏府失滋，是以渴也。粳米清液淳濃，最能化氣，生津清金
止渴，長於利水而燥土。白虎湯方在石膏。用之治傷寒表解之熱渴，
石膏、知母，清金而化水，粳米益氣而生津也。人參白虎湯方在人參。
用之治傷寒汗後之燥渴，石膏、知母，清金而化水，粳米、人參，益氣
而生津。竹葉石膏湯方在竹葉。用之治大病差後，虛羸少氣，氣
逆欲吐，麥冬、石膏，清金而化水，粳米、人參，益氣而生津也。麥門
冬湯方在麥冬。用之治咳嗽，火逆上氣，咽喉不利，麥冬清金而化水，

――――――――

〔1〕率然　古代傳說中一種蛇的名字。

粳米、人參，益氣而生津也。

蓋非氣則津不化，非津則水不生，譬之水沸而氣騰焉。氣上之熏澤而滋潤者，津也，氣下之泛灑而滴瀝者，水也，使無粳米、人參益氣生津之藥，徒以知、膏、麥冬清金化水之品，求其止渴，斷乎不能！人之夏熱飲水，腸鳴腹脹而燥渴不止者，水不化氣故也。

薏苡　味甘，氣香，入足太陰脾、足陽明胃經。燥土清金，利水瀉濕，補己土之精，化戊土之氣，潤辛金之燥渴，通壬水之淋瀝，最瀉經絡風濕，善開胸膈痹痛。

《金匱》薏苡附子散，薏苡十五兩、附子十枚。杵爲散，服方寸匕。治胸痹緩急者。以水土濕寒，濁陰上逆，清氣鬱阻，胸膈閉塞。證有緩急不同，而總屬濕寒，薏仁瀉濕而降濁，附子驅寒而破壅也。

薏苡附子敗醬散，薏苡十分、附子二分、敗醬五分。杵爲散，煎服方寸匕。小便當下。治腸癰，身甲錯，腹皮急，按之濡，如腫狀，腹無積聚，身無熱，脈數。以寒邪在腹，膏血凝澀，堙鬱臭敗，腐而爲膿。腸氣壅遏，故腹皮脹急，而狀如腫滿。凝瘀腐化，故腹無積聚，而按之頓塌。血敗不華肌腠，故皮膚甲錯，而失滑澤。衛阻而非表邪，故經脈數疾，而無外熱。附子破其寒鬱，敗醬行其膿血，薏苡瀉濕而開水竅也。敗醬能化膿爲水，水竅既開，故自小便下。

水非氣清則不利，氣非土燥則不清，土非水利則不燥。欲燥其土，必利其水，欲利其水，必清其氣，欲清其氣，必燥其土。土居氣水之交，握其生化之權，而司其清濁之任者也。薏苡一物而三善備焉，上以清氣而利水，下以利水而燥土，中以燥土而清氣。

蓋氣化於精而水化於氣，薏苡精液濃厚，化氣最清，氣秉清肅，化水最捷。以清肅之氣而行降灑之令，千支萬派，盡赴溪壑。水注川瀆而大澤不涸，則土處沃衍而神洲不沉，濕消而氣爽，露零而木榮矣。麻杏薏苡甘草湯方在麻黃。以治風濕之病，推之凡筋攣[1]骨痛、水脹氣鼓、肺癰腸疽、消渴淋痛之類，無不因濕，則薏苡之治效，固當不一而足也。

---

〔1〕攣　原作"攣"，據閩本改。

百病之來，濕居十九，悉緣於太陰脾土之陽衰也。瀉濕而燥土者，未必益氣清金，而利水者，未必補中。能清能燥，兼補兼瀉，具抑陰扶陽之力，擅去濁還清之長，未可得於凡草常木之中也。

小麥 味甘、微苦，《素問》：肺色白，宜食苦，麥、羊肉、杏、薤皆苦。小麥是手太陰藥。入足太陰脾、足陽明胃、手太陰肺經。潤辛金之枯燥，通壬水之淋溢，能清煩渴，善止悲傷。

《金匱》甘麥大棗湯，甘草三兩、小麥一升、大棗十枚。治婦人藏燥，悲傷欲哭，數欠伸者。以厥陰風木之氣，最耗精血，風動而傷肺津，金燥則悲傷欲哭。五藏之志，在肺爲悲，在腎爲恐，五藏之聲，在肺爲哭。蓋肺金燥降，則化腎水，物情喜升而惡降，升則得意而爲喜，降則失意而爲恐，悲者，恐之先機也。陽氣將降，則生欠伸，欠伸者，陰引而下，陽引而上，未能即降也。義詳《靈樞·口問》。甘草培土，大棗滋乙木而息風，小麥潤辛金而除燥也。此與消渴，俱厥陰病。

小麥粥生津止渴，除煩瀉熱，白术散方在白术。用之治心煩作嘔，以其清心而除煩也。枳實芍藥散方在枳實。用之治癰膿，以其瀉熱而除濕也。

大麥 味甘、酸，性滑，入足陽明胃、手太陰肺經。利水消疸[1]，止渴生津。

《金匱》硝礬散方在硝石。用之治女黑疸，以其利水而瀉濕也。白术散方在白术。用之治姙娠作渴，以其潤肺而生津也。

大麥粥利水瀉濕，生津滑燥，化穀消脹，下氣寬胸，消中有補者也。

神麴 味辛、甘，入足太陰脾經。化穀消痰，瀉滿除癥。

《金匱》薯蕷丸方在薯蕷。治虛勞百病，以其調中而消滯也。

神麴辛烈之性，化宿穀停痰，磨鞕塊堅積，療脹滿泄利，化產後瘀血。

炒研用。

吳茱萸 味辛、苦，性溫，入足陽明胃、足太陰脾、足厥陰肝經。

---

〔1〕疸　原作"疽"，據閩本改。

溫中瀉濕，開鬱破凝，降濁陰而止嘔吐，升清陽而斷泄利。

《傷寒》吳茱萸湯，吳茱萸一升、人參三兩、生薑六兩、大棗十二枚。治陽明傷寒，食穀欲嘔者。胃氣順降，則納而不嘔，胃氣逆升，則嘔而不納。人參、大棗，培土而補中，吳茱萸、生薑，溫胃而降逆也。治厥陰病，乾嘔吐涎沫，頭痛者。以土虛木鬱，中氣被賊，胃逆不降，濁氣上衝，是以頭痛乾嘔。濕氣凝瘀，是以常吐涎沫。人參、大棗，培土而補中，茱萸、生薑，降逆而疏木也。治少陰病，吐利，手足厥冷，煩躁欲死者。以寒水侮土，脾陷胃逆，則吐利兼作。中氣虧敗，四肢失溫，則手足厥冷。坎陽離根，散越無歸，則煩躁欲死。人參、大棗，培土而補中，茱萸、生薑，降逆而升陷也。《金匱》治嘔而胸滿者。以中虛胃逆，濁氣衝塞，故嘔而胸滿。人參、大棗，培土而補中，茱萸、生薑，降逆而瀉滿也。

《傷寒》當歸四逆加吳茱萸生薑湯，當歸、芍藥、桂枝、通草各三兩，細辛、甘草各二兩，大棗十五枚，吳茱萸一升，生薑半斤。水六升，清酒六升，合煮，分三服。治厥陰病，手足厥冷，脈細欲絕，內有久寒者。以土主四肢，而手足之溫暖，經脈之充暢者，賴厥陰乙木之力。以乙木性溫，藏營血而孕君火，灌經絡而主肢節也。積寒內瘀，肝血冷濇，不能四運，故肢寒而脈細。當歸四逆補營血而通經脈，茱萸、生薑，溫寒凝而行陰滯也。

《金匱》溫經湯，當歸、阿膠、芍藥、川芎、桂枝、丹皮、人參、甘草、乾薑各二兩，半夏、麥冬各一升，吳茱萸三兩。水一斗，煮三升，分溫三服。亦主婦人少腹寒，久不受胎。兼崩中去血，或月水來過多，或至期不來。治婦人帶下，下利不止，暮即發熱，腹滿裏急，掌熱口乾。以曾半產，瘀血在腹，阻隔清陽升達之路，肝脾鬱陷，故腹滿裏急。風木疏泄，故帶下泄利。君火上逆，故手掌煩熱，唇口乾燥。暮而陽氣不藏，是以發熱。歸、阿、芍藥，養血而清風，丹、桂、芎藭，破瘀而疏木，半夏、麥冬，降逆而潤燥，甘草、人參，補中而培土，茱萸、乾薑，暖肝而溫經也。

吳茱萸辛燥之性，瀉濕驅寒，溫中行滯，降胃逆而止嘔吐，升脾陷而除泄利，瀉胸膈痞滿，消脚膝腫痛，化寒痰冷飲，去噯腐吞酸，逐經脈關節一切冷痹，平心腹胸首各種寒痛，熨脇腹諸癥，殺藏府諸蟲，醫霍亂轉筋，療疝氣痛墜。

熱水洗數次用。

蜀椒　味辛，性溫，入足陽明胃、足厥陰肝、足少陰腎、足太陰脾經。暖中宮而溫命門，驅寒濕而止疼痛，最治嘔吐，善醫泄利。

《金匱》大建中湯方在膠飴。用之治心腹寒疼，以寒水而凌火土，蜀椒勝寒水而補火土也。烏頭赤石脂丸方在烏頭。用之治心痛徹背，背痛徹心，以腎邪而賊心君，蜀椒益君火而逐陰邪也。升麻鱉甲湯方在鱉甲。用之治陽毒，咽喉痛，吐膿血，以表邪而鬱肝火，蜀椒開腠理而瀉毒汁也。王不留行散方在王不留行。用之治病金瘡，以血亡而瀉溫氣，蜀椒溫肝脾而暖血海也。《傷寒》烏梅丸方在烏梅。用之治厥陰蚘厥，以蚘避寒濕而居膈上，蜀椒溫寒而驅蚘蟲[1]也。《金匱》白朮散方在白朮。用之養姙娠胎氣，以胎遇寒濕，則傷殞墜，蜀椒燥濕土而溫水也。

蜀椒辛溫下行，降衝逆而驅寒濕，暖水土而溫中下，消宿食停飲，化石水堅瘕，開胸膈痹結，除心腹寒疼，止嘔吐泄利，療黃疸水腫。堅齒髮，暖腰膝，開腠理，通關節，行血脈，除腫痛，縮小便，下乳汁，破瘀血，殺蚘蟲。

去目及閉口者，炒去汗用。

椒目瀉水消滿，《金匱》己椒藶黃丸方在防己。用之治腸間有水氣，腹滿者，以其瀉水而消脹也。

椒目下氣，善治耳鳴盜汗。

乾薑　味辛，性溫，入足陽明胃、足太陰脾、足厥陰肝、手太陰肺經。燥濕溫中，行鬱降濁，補益火土，消納飲食，暖脾胃而溫手足，調陰陽而定嘔吐，下衝逆而平咳嗽，提脫陷而止滑泄。真武湯加減：下利者，去芍藥，加乾薑。

《傷寒》乾薑附子湯，乾薑一兩、生附子一枚。治太陽傷寒，下後復汗，晝日煩躁不得眠，夜而安靜，不嘔不渴，脈沉，無表證，身無大

---

〔1〕蟲　原作"虫"，《説文》《玉篇》《類篇》等書，虫、蚰、蟲，皆分作三部，截然三字，義亦各別，據此及閩本改。下同。

熱者。以火土俱敗，寒水下旺，微陽拔根，不得寧宇。乾薑溫中以回脾胃之陽，附子暖下以復肝腎之陽也。

柴胡桂薑湯，柴胡半斤、黄芩三兩、甘草二兩、桂枝三兩、栝蔞根四兩、乾薑三兩。治少陽傷寒，汗後復下，胸脇滿結，小便不利，渴而不嘔，但頭汗出，心煩，往來寒熱。以汗下傷其中氣，土敗木鬱，不能行水，故小便不利。膽胃上逆，經氣纏迫，故胸脇滿結。相火升炎，發爲煩渴。而表病未解，故往來寒熱。柴胡疏甲木之滯，桂枝達乙木之鬱，牡蠣消胸脇之滿結，栝蔞潤心肺之煩躁，薑、甘溫中而補土也。

乾薑芩連人參湯，乾薑、人參、黄芩、黄連各三兩。治厥陰病，本自寒下，醫復吐下之，寒格，更逆吐下。以中氣虛寒，脾陷爲利，相火升炎，而生上熱。芩、連清瀉君相以除煩熱，參、薑溫補脾胃以止吐利也。

《金匱》薑甘苓术湯，乾薑、甘草各二兩，茯苓、白术各四兩[1]。治腎著，身重腹重，腰中冷痛，如坐水中，小便自利，飲食如故。以身勞汗出，衣裹冷濕，浸淫經絡，以犯腎藏。腎位於腰，故腰中冷痛。苓、术利水而泄濕，薑、甘溫中而培土也。

《傷寒》甘草乾薑湯方在甘草。治傷寒汗後，煩躁吐逆，《金匱》桂枝人參湯方在人參。治胸痹心痞，脇下搶心，理中丸方在人參。治霍亂吐利，《傷寒》甘草瀉心湯方在半夏。治傷寒下後，心下痞鞭，乾嘔心煩，雷鳴下利，半夏瀉心湯方在半夏。治少陽下後，心下痞滿，黄連湯方在黄連。治太陰腹痛，欲作嘔吐，桃花湯方在粳米。治少陰腹痛，下利膿血，《金匱》大建中湯方在膠飴。治心胸寒痛，嘔不能食，膠薑湯方在阿膠。治婦人陷經，漏下黑色，溫經湯方在茱萸。治婦人帶下，下利不止，皆用之以溫脾胃而止嘔吐也。

桂苓五味甘草去桂加乾薑細辛湯，茯苓四兩，五味半升，甘草、乾薑、細辛各三兩。治痰飲，咳逆胸滿。以中虛胃逆，肺氣鬱阻，是以咳滿，薑、辛破壅而降逆也。

---

〔1〕四兩　原作"二兩"，諸本均同，據《金匱懸解》卷二、《金匱要略·五藏風寒積聚病脈證并治》改。

《傷寒》小柴胡湯方在柴胡。治少陽傷寒，咳者，去人參、大棗、生薑，加五味、乾薑，四逆湯方在甘草。治少陰病，四逆腹痛，欬者，加五味、乾薑，真武湯方在茯苓。治少陰病，腹痛下利，咳者，加五味、辛、薑、薑、辛、五味，善下氣逆，而治咳滿。小青龍湯方在麻黄。治傷寒，心下有水氣，乾嘔，發熱而咳，厚朴麻黄湯方在厚朴。治咳而脈浮者，皆用之，以其下衝而降逆也。

火性炎上，有戊土以降之，則離陰下達而不上炎，水性潤下，有己土以升之，則坎陽上達而不下潤。戊己旋轉，坎離交互，故上非亢陽而不至病熱，下非孤陰而不至病寒。中氣既衰，升降失職，於是水自潤下而病寒，火自炎上而病熱。戊土不降，逆於火位，遂化火而爲熱，己土不升，陷於水位，遂化水而爲寒，則水火分離，戊土燥熱而己土濕寒者，其常也。而戊土之燥熱，究不勝己土之濕寒。蓋水能勝火，則寒能勝熱，是以十人之病，九患寒濕而不止也。乾薑燥熱之性，甚與濕寒相宜，而健運之力，又能助其推遷，復其旋轉之舊。蓋寒則凝而溫則轉，是以降逆升陷之功，兩盡其妙。仲景理中用之，迴旋上下之機，全在於此，故善醫泄利而調霍亂。凡咳逆齁喘、食宿飲停、氣膨水脹、反胃噎膈之倫，非重用薑苓，無能爲功，諸升降清濁、轉移寒熱、調養脾胃、消納水穀之藥，無以易此也。

五藏之性，金逆則生上熱，木[1]陷則生下熱。吐衄嘔噦、咳嗽喘促之證，不無上熱，崩漏帶濁、淋澀泄利之條，不無下熱。而得乾薑，則金降木升，上下之熱俱退，以金逆而木[2]陷者，原於中宮之濕寒也。乾薑溫中散寒，運其輪轂[3]，自能復升降之常，而不至於助邪。其上下之邪盛者，稍助以清金潤木之品，亦自並行而不悖。若不知溫中，而但清上下，則愈清愈熱，非死不止！此庸工之遺毒，而千載之奇冤，不可不辨也。

---

〔1〕木　原作“水”，據集成本、石印本、下文“金降木升”改。

〔2〕木　原作“水”，據集成本、石印本、上文“金降木升”改。

〔3〕轂(gǔ 谷)　車輪中閒，車軸貫入處之圓木，藉以湊輻者。《説文》：“轂，輻所湊也。”

血藏於肝，而原於脾，調肝暢脾，暖血温經[1]。凡女子經行腹痛，陷漏紫黑，失姙傷胎，久不産育者，皆緣肝脾之陽虛，血海之寒凝也，悉宜乾薑，補温氣而暖血海。

温中略炒用，勿令焦黑。

生薑　味辛，性温，入足陽明胃、足太陰脾、足厥陰肝、手太陰肺經。降逆止嘔，瀉滿開鬱，入肺胃而驅濁，走肝脾而行滯，蕩胸中之瘀滿，排胃裹之壅遏，善通鼻塞，最止腹痛，調和藏府，宣達營衛，行經之要品，發表之良藥。

《傷寒》生薑瀉心湯，生薑四兩、人參三兩、甘草三兩、大棗十二枚、乾薑一兩、半夏半升、黃芩三兩、黃連一兩。治太陽傷寒，汗出表解，胃中不和，乾噫食臭，心下痞鞕，脇下有水氣，腹中雷鳴下利者。以汗後中氣虛寒，水穀不消，胃逆脾陷，土木皆鬱。脾陷而賊於乙木，則腹中雷鳴而下利。胃逆而迫於甲木，則心下痞鞕而噫臭。甲木化氣於相火，君相皆升，必生上熱。參、甘、薑、棗，温補中氣之虛寒，黃連、黃芩，清瀉上焦之鬱熱，半夏、生薑，降濁氣之衝逆，消痞鞕而止噦噫也。

黃芩加半夏生薑湯方在半夏。治太陽少陽合病，下利而作嘔者，黃芩湯方在黃芩。治太少之下利，加半夏、生薑，降胃逆而止嘔也。

《金匱》生薑半夏湯，生薑一斤、半夏半升。治病人胸中似喘非喘，似嘔非嘔，似噦非噦，心中憒憒然無奈者。以肺胃上逆，濁氣熏衝，胸膈鬱煩，不可名狀。生薑、半夏，降逆氣而掃瘀濁也。

《傷寒》真武湯方在茯苓。治少陰病，腹痛下利，嘔者，去附子，加生薑足前成半斤，通脈四逆湯方在甘草。治少陰病，下利清穀，脈微欲絶，嘔者，加生薑二兩，《金匱》理中丸[2]方在人參。治霍亂吐利，吐多者，去术，加生薑二兩，以中鬱胃逆，故作嘔吐，生薑降胃逆而豁鬱濁，善止嘔吐也。

---

〔1〕調肝暢脾，暖血温經　諸本均同，據上下文義，疑其上脱“乾薑”二字。

〔2〕《金匱》理中丸　諸本均同，“理中丸”，《金匱懸解》《金匱要略》均不載，載於《傷寒懸解》卷十三、《傷寒論·辨霍亂病脈證并治》，故《金匱》當作《傷寒》。

《傷寒》當歸四逆加吳茱萸生薑湯,方在吳茱萸。治厥陰傷寒,手足厥冷,脈細欲絕,內有久寒者。以肝司營血,久寒在肝,營血冷濇不行。當歸四逆補營血而通經脈,吳茱萸、生薑,溫寒凝而行瘀濇也。

新加湯,方在人參。治傷寒汗後,身疼痛,脈沉遲者,桂枝加人參三兩,芍藥、生薑各一兩,以經絡寒濇,生薑溫血海而行經脈也。

《金匱》當歸生薑羊肉[1]湯方在當歸。治寒疝,腹脅痛,裏急,並產後腹痛,寒多者,加生薑一斤,厚朴七物湯方在厚朴。治腹滿痛,寒多者,加生薑半斤,生薑溫中寒而止腹痛,力遜乾薑,然亦有良效也。

人身之氣,清陽左升於肝脾,濁陰右降於肺胃。胃土沖和,氣化右轉,則辛金清降,息息歸根,壬水順行,滴滴歸源,霧露灑陳,津液流布,下趣[2]溪壑,川瀆注瀉,是以下不虛空而上不壅滿。肺胃不降,則氣水俱逆,下之膀胱癃閉,溲尿不行,上之胸膈埋塞,津液不布,於是痰飲喘嗽、噁心嘔噦之病生焉。生薑疏利通達,下行肺胃而降濁陰,善止嘔噦而掃瘀腐,清宮除道之力,最為迅捷。緣肺胃主收,收令不旺,則逆行而病埋塞。生薑開蕩埋塞,復其收令之常,故反逆而為順也。本為瀉肺之品,瀉其實而不至損其虛,循良之性,尤可貴焉。

氣盛於肺胃,而實本於肝脾,血中之溫氣,肺氣之根也。陽氣初生於乙木之中,未及茂長,是以肝脾之氣,易病抑鬱。生薑辛散之性,善達肝脾之鬱,大棗氣質醇濃,最補肝脾,而壅滿不運,得生薑以調之,則精液游溢,補而不滯。桂枝湯方在桂枝。用之於甘棗桂芍之中,既以和中,又以發表。凡經絡凝濇,沉遲結代,宜於補益營衛之品加生薑以播宣之,則流利無阻。炙甘草、新加湯、當歸四逆皆用之,以溫行經絡之瘀濇也。

---

〔1〕羊肉　原脫,諸本均同,據本書卷二當歸釋文、《金匱懸解》卷十七、《金匱要略·腹滿寒疝宿食病脈證治》補。

〔2〕趣　通“趨”。《詩·大雅·棫樸》:“左右趣之。”《傳》:“趣,趨也。”

半夏　味辛，氣平，入手太陰肺、足陽明胃經。下衝逆而除咳嗽，降濁陰而止嘔吐，排決水飲，清滌涎沫，開胸膈脹塞，消咽喉腫痛，平頭上之眩暈，瀉心下之痞滿，善調反胃，妙安驚悸。

《傷寒》半夏瀉心湯，半夏半斤[1]、人參、甘草、乾薑、黃芩、黃連各三兩，大棗十二枚。治少陽傷寒，下後心下痞滿而不痛者。以中氣虛寒，胃土上逆，迫於甲木，經氣結澀，是以作痞。少陽之經，循胃口而下脇肋，隨陽明而下行，胃逆則膽無降路，故與胃氣並鬱於心脇。甲木化氣於相火，君相同氣，胃逆而君相皆騰，則生上熱。參、甘、薑、棗，溫補中脘之虛寒，黃芩、黃連，清瀉上焦之鬱熱，半夏降胃氣而消痞滿也。《金匱》治嘔而腸[2]鳴，心下痞者。中氣虛寒則腸鳴，胃氣上逆則嘔吐也。

《金匱》大半夏湯，半夏二升、人參三兩、白蜜一斤。水一斗二升，和蜜揚之二百四十遍，煮，分三服。治胃反嘔吐者。以脾陽虛敗，水穀不消，而土木鬱陷，下竅堵塞，是以不爲泄利，而爲嘔吐。胃以下行爲順，反而逆行，故名胃反。人參補中脘之陽，建其樞軸，白蜜潤下竅之結澀，半夏降上逆之胃氣也。

《傷寒》黃芩加半夏生薑湯，黃芩三兩、芍藥二兩、甘草二兩、大棗十二枚、半夏半升、生薑三兩。治太陽少陽合病，下利而作嘔者。黃芩湯方在黃芩。治太少之下利，加半夏、生薑，降胃逆而止嘔也。

葛根加半夏湯，葛根四兩、麻黃三兩、桂枝二兩、甘草二兩、芍藥二兩、生薑三兩、大棗十二枚、半夏半升[3]。治太陽陽明合病，不下利，但嘔者。以陽明爲少陽膽木所逼，水穀莫容，已消而在下脘則爲利，未消而在上脘則爲嘔，半夏除胃逆而止嘔也。

〔1〕半斤　諸本均同，《傷寒懸解》卷九、《傷寒論·辨太陽病脈證并治下》均作"半升"。
〔2〕腸　原作"腹"，諸本均同，據《金匱懸解》卷十三、《金匱要略·嘔吐噦下利病脈證治》改。
〔3〕升　原作"斤"，據集成本、石印本、《傷寒懸解》卷六、《傷寒論·辨太陽病脈證并治中》改。

《金匱》半夏乾薑散[1]，半夏、乾薑等分。爲散，漿水服方寸匕。治乾嘔，吐逆，吐涎沫。以中寒胃逆，濁陰衝塞，肺氣堙鬱，淫蒸涎沫。乾薑溫中而下衝氣，半夏降逆而蕩瘀濁也。

小半夏湯，半夏一升、生薑一斤。治心下有支飲，嘔而不渴者。以飲居心下，阻隔胃氣，故胃逆作嘔，而不覺燥渴。半夏、生薑，降逆氣而排水飲也。

苓甘五味薑辛加半夏湯，茯苓四兩、甘草三兩、五味半升[2]、乾薑三兩、細辛一兩、半夏半升。治支飲，昏冒作嘔，而不渴者。以飲居心下，隔其胃陽，陽升則冒，胃逆則嘔，半夏驅水飲而止嘔冒也。

越婢加半夏湯，麻黃六兩、石膏半斤、甘草一兩、生薑三兩、大棗十五枚、半夏半升。治肺脹，咳喘上氣，目欲[3]脫，脈浮大者。以中氣虛滯，肺胃之降令素遲，一遇風寒，閉其皮毛，裏鬱莫泄，胃氣逆升，肺壅爲熱，是以咳喘上氣而脈浮大。此爲肺脹之病，即傷風齁喘而爲熱者。甘、棗補其中虛，麻黃瀉其皮毛，石膏清肺熱，生薑、半夏，降衝逆而破壅塞也。

《傷寒》半夏散，半夏、甘草、桂枝等分。爲散，白飲和服方寸匕。不能服散，水煎服。治少陰病，咽痛者。以陰氣上衝，因致咽痛。半夏、桂枝，降其衝逆，甘草和其急迫也。

《金匱》半夏厚樸湯，半夏一升、厚樸三兩、茯苓四兩、生薑五兩、蘇葉二兩。治婦人咽中如有炙臠。以濕旺氣逆，血肉凝瘀。茯苓瀉其濕，樸、半、薑、蘇，降其逆而散其滯也。

半夏麻黃丸[4]，半夏、麻黃等分。蜜丸。治心下悸者。以陽衰土

<hr/>

〔1〕散　原作"湯"，諸本均同，據下文"爲散"，《金匱懸解》卷十三、《金匱要略·嘔吐噦下利病脈證治》改。

〔2〕升　原作"斤"，據集成本、石印本、《金匱懸解》卷十四、《金匱要略·痰飲欬嗽病脈證并治》改。

〔3〕欲　諸本均同，《金匱懸解》卷十五、《金匱要略·肺痿肺癰欬嗽上氣病脈證治》均作"如"。

〔4〕丸　原作"湯"，據下文"蜜丸"、閩本、《金匱懸解》卷八、《金匱要略·驚悸吐衄下血胸滿瘀血病脈證治》改。

濕,升降失政,脾陷而乙木不得直升,則鬱勃而爲悸,胃逆而甲木不能順降,則懸虛而爲驚。胃土上逆,濁陰填塞,心下更鬱,經絡壅澀,礙厥陰風木升達之路,是以心悸動。《素問》:胃之大絡,名曰虛里,出於左乳下,其動應衣,即此謂也。驚原於魂氣之虛飄,悸原於經氣之阻礙。半夏降胃逆而驅濁陰,麻黃開埋鬱而通絡路也。

人之中氣,左右迴旋,脾主升清,胃主降濁。在下之氣,不可一刻而不升,在上之氣,不可一刻而不降。一刻不升,則清氣下陷,一刻不降,則濁氣上逆。濁氣上逆,則嘔噦痰飲皆作,一切驚悸眩暈,吐衄嗽喘,心痞脅脹,膈噎反胃,種種諸病,於是生焉,而總由於中氣之濕寒。蓋中脘者,氣化之原,清於此升,濁於此降,四象推遷,莫不本乎是。不寒不熱,不燥不濕,陰陽和平,氣機自轉。寒濕偏旺,氣化停滯,樞機不運,升降乃反,此脾陷胃逆之根也。安有中氣健運,而病胃逆者哉!

甲木下行而交癸水者,緣於戊土之降。戊土不降,甲木失根,神魂浮蕩,此驚悸眩暈所由來也。二火升炎,肺金被剋,此燥渴煩躁所由來也。收令不遂,清氣埋鬱,此吐衄痰嗽所由來也。膽胃逆行,土木壅迫,此痞悶膈噎所由來也。凡此諸證,悉宜溫中燥土之藥,加半夏以降之。其火旺金熱,須用清斂金火之品。然肺爲病標而胃爲病本,必降戊土,以轉火金,胃氣不降,金火無下行之路也。半夏辛燥開通,沉重下達,專入胃府,而降逆氣。胃土右轉,濁瘀掃蕩,肺府沖和,神氣歸根,則鶴胎龜息,綿綿不絕竭矣。

血原於藏而統於經,升於肝而降於肺,肝脾不升,則血病下陷,肺胃不降,則血病上逆。緣中脘濕寒,胃土上鬱,濁氣衝塞,肺金隔礙,收令不行,是以吐衄。此與虛勞驚悸,本屬同原,未有虛勞之久,不生驚悸,驚悸之久,不生吐衄者。當溫中燥土,暖水斂火,以治其本,而用半夏降攝胃氣,以治其標。

庸工以爲陰虛火動,不宜半夏,率以清涼滋潤之法,刊諸紙素。千載一轍,四海同風,《靈樞》半夏秫米之方,治目不得瞑。在邪客篇。《金匱》半夏麻黃之制,絕無解者。仁人同心,下士不悟,迢迢良夜,悲歡殷廬[1]，悠悠蒼天，此何心哉！

洗去白礬用，姙娠薑汁炒。

代赭石　味苦，氣平，入足陽明胃經。降戊土而除噦噫，鎮辛金而清煩熱。

《傷寒》旋覆花代赭石[2]湯方在旋覆花。用之治傷寒汗吐下後，心下痞鞕，噫氣不除者，以其降胃而下濁氣也。滑石代赭湯方在滑石。用之治百合病，下之後者，以其降肺而清鬱火也。

代赭重墜之性，驅濁下衝，降攝肺胃之逆氣，除噦噫而泄鬱煩，止反胃嘔吐，療驚悸哮喘。兼治吐衄崩漏、痔瘻泄利之病。

煅紅醋淬，研細綿裹，入藥煎。

鬆頓者佳，堅鞕者無用。

肝脾下陷者忌之。

厚朴　味苦、辛，微溫，入足陽明胃經。降衝逆而止嗽，破壅阻而定喘，善止疼痛，最消脹滿。

《傷寒》桂枝加厚朴杏子湯，桂枝、芍藥、生薑各三兩，甘草、厚朴各二兩，大棗十二枚，杏仁五十枚。治太陽傷寒，下後微喘者。下後中虛胃逆，肺金莫降，是以發喘。薑、甘、大棗，和中而補土，桂枝、芍藥，疏木而瀉熱，厚朴、杏仁，降逆而止喘也。《傷寒》：喘家，作桂枝湯加厚朴杏子仁。

朴薑甘夏人參湯，厚朴一斤、生薑半斤、甘草二兩、半夏半升[3]、人參一兩。治傷寒汗後，腹脹滿者。汗後中虛胃逆，濁陰衝塞，是以脹滿。人參、甘草，補中而培土，朴、半、生薑，瀉滿而消脹也。

《金匱》厚朴大黃湯，厚朴一尺、枳實四枚、大黃六兩。此即小承氣湯，而分兩不同。治支飲胸滿者。以飲居心下，肺胃鬱阻，是以胸滿。

---

〔1〕殷廬　“殷”，深也。《文選·歎逝賦》：“在殷憂而弗違，夫何容乎識道。”“殷廬”，深室也。

〔2〕石　原脫，據閩本、蜀本、集成本補。

〔3〕升　原作“斤”，據蜀本、集成本、石印本、《傷寒懸解》卷四、《傷寒論·辨太陽病脈證并治中》改。

大黃破結而逐飲，枳、朴瀉滿而降逆也。

厚朴三物湯，厚朴八兩、枳實五枚、大黃四兩。此亦小承氣湯，而分兩不同。二方皆君厚朴。治腹滿而便閉者。以滯氣搏結，閉塞不通。枳、朴行滯而止痛，大黃破結而開塞閉也。

厚朴七物湯，厚朴半斤、枳實五枚、大黃二兩、桂枝二兩、甘草三兩、生薑五兩、大棗十枚。治腹滿痛，發熱，脈浮而數，飲食如故者。以外感風邪，經府皆鬱，經氣不泄，故發熱脈數。府氣不通，故腹滿而痛。甘、棗、桂、薑，達鬱而解外，枳、朴、大黃，瀉滿而攻裏也。

厚朴麻黃湯，厚朴五兩、小麥一升、麻黃四兩、石膏如雞子大、杏仁半升、乾薑二兩、半夏半升、細辛二兩、五味半升。治咳而脈浮者。以中脘不運，皮毛不[1]合肺胃鬱阻，濁氣莫泄。麻黃發表而散寒，小麥、石膏，清肺而潤燥，朴、杏、半夏、薑、辛、五味，降逆而止咳也。

大小承氣湯、方在大黃。半夏厚朴湯、方在半夏。枳實薤白桂枝湯、方在枳實。王不留行散[2]方在王不留行。皆用之，以其降濁而行滯也。

厚朴苦辛下氣，善破壅塞而消脹滿，下衝逆而定喘嗽，疏通鬱迫，和解疼痛，除反胃嘔吐，療腸滑泄利，消宿食停水，調泄穢吞酸，止腸胃雷鳴，平霍亂轉筋，下衝消滯之物也。

去皮，薑汁炒。

枳實 味苦、酸、辛，性寒，入足陽明胃經。瀉痞滿而去濕，消陳宿而還清。

《金匱》枳朮湯，枳實七枚、白朮二兩。煎，分三服。腹中軟，即當散。治心下堅，大如盤，邊如旋杯，水飲所作。以水停中脘，胃氣鬱阻，膽經隔礙，不得下行，痞結心下，堅鞕不消。枳實瀉水而消痞，白朮燥土而補中也。

枳實薤白桂枝湯，枳實四枚，厚朴四兩、栝蔞一枚、薤白半斤、桂枝一

---

〔1〕不 原作"外"，據閩本、蜀本、集成本改。

〔2〕散 原作"湯"，諸本均同，據本書卷二王不留行釋文、《金匱懸解》卷十九、《金匱要略·瘡癰腸癰浸淫病脈證幷治》改。

兩。治胸痹心痞，胸中滿結，脅下搶心。以膽胃上逆，胸膈填塞。枳、朴、薤白，破壅塞而消痹結，栝蔞、桂枝，滌濁瘀而下衝逆也。

《傷寒》枳實梔子湯，枳實三枚、梔子十四枚、香豉一兩。清漿水煎，分二服，覆令微似汗。治大病差後，勞復者。大病新差，中氣尚弱，因勞而復。濁陰上逆，中宮堙塞，經鬱熱作。枳實降濁而消滯，梔子瀉熱而清煩，香豉和中[1]而散鬱也。

《金匱》枳實芍藥散，枳實、芍藥等分。爲散，服方寸匕，日三服。並主癰膿，以大麥粥下之。治產後腹痛，煩滿不得臥。以產後血亡肝燥，風木剋土，是以腹痛。肝脾鬱結，則膽胃壅塞，而生煩滿。芍藥清風而止痛，枳實瀉滿而除煩也。

梔子大黃湯方在梔子。用之治傷寒下後，心煩腹滿者，治酒疸懊憹熱痛者，橘枳生薑湯方在橘皮。用之治胸中痹塞，短氣，桂薑枳實湯方在桂枝。用之治心中痞塞懸痛，大小承氣湯二方在大黃。用之治陽明胃燥便難，皆以其瀉痞滿而破壅塞也。

枳實酸苦迅利，破結開瘀，瀉痞消滿，除停痰留飲，化宿穀堅癥。滌蕩菀陳，功力峻猛，一切腐敗壅阻之物，非此不消。

麩炒黑，勿令焦，研用。

梔子　味苦，性寒，入手少陰心、足太陰脾、足厥陰肝、足太陽膀胱經。清心火而除煩鬱，瀉脾土而驅濕熱，吐胸膈之濁瘀，退皮膚之熏黃。

《傷寒》梔子乾薑湯，梔子十四枚、乾薑二兩。煎，分三服。得吐，止後服。治太陽傷寒，大下後，身熱不去，微煩者。大下敗其中氣，濁陰上逆，瘀生腐敗，阻隔君火，身熱心煩。乾薑降逆而溫中，梔子吐濁瘀而除[2]煩熱也。

梔子厚朴湯，梔子十四枚、厚朴四兩、枳實四枚。煎，分二服。得吐，止後服。治傷寒下後，心煩腹滿，臥起不安者。以下傷土氣，中脘鬱滿，陽明不降，濁陰上逆，陳菀填塞，阻隔君火，煩躁不寧。枳、朴瀉滿

---

〔1〕中　原作"平"，據閩本、蜀本改。

〔2〕除　原作"降"，諸本均同，據上文"清心火而除煩熱"，下文"掃濁瘀而除煩熱"改。

而降逆，梔子吐濁瘀而除煩也。

梔子香豉湯，梔子十四枚、香豉四兩。煎，分二服。得吐，止後服。治傷寒汗下後，煩熱，胸中窒者。汗下敗其中氣，胃土上逆，濁氣填瘀，君火不得下行，故心宮煩熱，胸中窒塞。香豉調中而開窒，梔子掃濁瘀而除煩熱也。治陽明傷寒，下後胃中空虛，客氣動膈，心中懊憹，舌上胎者。下傷胃氣，濁陰逆上，客居胸膈，宮城不清，故生懊憹。香豉和中而下氣，梔子湧濁淤而清懊憹也。治厥陰病，利後虛煩，按之心下濡者。香豉和中而瀉濕，梔子決濁瘀而清虛煩也。

梔子甘草香豉湯，梔子十二枚、香豉四兩、甘草二兩。煎，分二服。得吐，止後服。治傷寒汗吐下後，虛煩不得眠，劇則反覆顛倒，心中懊憹此梔子香豉證。而少氣者。香豉、甘草，調胃而補中氣，梔子滌濁瘀而清虛煩也。

梔子生薑香豉湯，梔子十二枚、香豉四兩、生薑五兩。煎，分二服。得吐，止後服。治傷寒汗吐下後，虛煩不得眠，劇則反覆顛倒，心中懊憹此梔子香豉證。而嘔者。香豉、生薑，降逆而止嘔吐，梔子蕩濁瘀而清虛煩也。

梔子檗皮湯，梔子十五枚、甘草一兩、黃檗皮一兩。治太陰傷寒，發熱身黃者。濕在經絡，鬱而不瀉，則發熱身黃。甘草、檗皮，補中而清表熱，梔子瀉濕而退身黃也。

《金匱》梔子大黃湯，梔子十四枚、香豉一升、枳實五枚、大黃三兩。治酒疸，心中懊憹，或熱痛者。酒疸濕熱鬱蒸，故心懊憹。甲木衝擊，故生熱痛。香豉、枳、黃，降濁而瀉熱，梔子清心而除懊憹也。

茵陳蒿湯方在茵陳。治太陰病，身黃腹滿，小便不利者，穀疸同此。大黃硝石湯方在大黃。治黃疸腹滿，小便不利者，皆用之以清乙木之鬱蒸，瀉膀胱之濕熱也。

梔子苦寒，清心火而除煩熱。煩熱既去，清氣下行，則濁瘀自湧。若熱在膀胱，則下清水道，而開淋澀。蓋厥陰乙木，內孕君火，膀胱之熱，緣乙木之遏陷，亦即君火之鬱淪也。善醫黃疸者，以此。

香豉 味苦、甘，微寒，入足太陰脾經。調和藏府，湧吐濁瘀。

仲景《傷寒》梔子香豉湯方在梔子。用之治傷寒汗下後，煩熱，胸中窒者。土濕胃逆，濁瘀凝塞，香豉掃濁瘀而開凝塞也。治傷寒汗吐下後，虛煩不得眠，劇則反覆顛倒，心中懊憹者。以腐敗壅塞，濁氣熏衝，香豉湧腐敗而清宮城也。瓜蒂散方在瓜蒂。用之治胸中塞瘀，心中痞鞕，氣衝咽喉，不得息。以寒瘀膠塞，阻硋氣道，香豉蕩腐物而清胸膈也。《金匱》梔子大黃湯方在梔子。用之治酒疸，心中懊憹熱痛，以濕熱熏衝，心君鬱痞，香豉排菀陳而寧神宇也。

香豉調和中氣，瀉濕行瘀，掃除敗濁。宿物失援，自然湧吐，實非吐劑。肅清藏府，甚有除舊布新之妙。

瓜蒂　味苦，性寒，入足陽明胃、足太陰脾經。利水而瀉濕淫，行瘀而湧腐敗。

《傷寒》瓜蒂湯，瓜蒂二十枚。水一升，煎五合，頓服之。治太陽中暍，身熱痛重，而脈微弱[1]。以夏月汗出，浴於冷水，水入汗孔，而行皮中。竅隧冷閉，鬱遏陽火，而生內熱。壯火傷氣，故脈微弱。瓜蒂決皮中之冷，開竅而瀉熱也。

瓜蒂散，瓜蒂一分、赤小豆一分。爲散，取一錢匕，以香豉一合，用熱湯煮作稀糜，去滓，取汁和散，溫服取吐。不吐，加之，得快吐乃止。治胸有寒瘀，病如桂枝證，頭不痛，項不強，寸脈微浮，心中痞鞕，氣上衝咽喉，不得息者。以胃土上逆，硋膽經降路，二氣相迫，結於胃口，故心下痞鞕。降路梗塞，則肺氣逆衝，咽喉阻閉。肺氣鬱遏淫蒸，而化痰涎，隧道皆填，是以胸膈壅悶，不得喘息。小豆、香豉，行其瘀濁，瓜蒂湧其痰涎也。治厥陰病，邪結胸中，心下煩，飢不能食，手足厥冷，脈乍緊者。以痰涎在胸，鬱阻肺氣，不得四達，瓜蒂湧痰涎以通氣道也。治宿食在上脘者。宿食上停，濁氣不降，鬱悶懊憹，頭痛發熱，其狀甚似外感，瓜蒂湧之，則濁降而病除也。

瓜蒂苦寒，瀉水滌痰，湧吐腐敗，以清氣道。蕩宿食停飲，消水腫黃疸，通腦悶鼻齁，止咳逆齁喘。濕熱頭痛，風涎喉阻，一切癲癎蠱脹之病皆醫。

---

〔1〕太陽中暍……而脈微弱　并載於《傷寒》《金匱》。《傷寒懸解》卷十三釋文：「《金匱》以瓜蒂吐之，是定法也。」上文《傷寒》瓜蒂湯，本此。

亡血家忌之。

蜀漆 味苦、辛,性寒,入足陽明胃、足太陰脾、足少陽膽經。蕩濁瘀而治痎瘧,掃腐敗而療驚狂。

《金匱》蜀漆散[1],蜀漆、雲母、龍骨等分。爲散,未發前漿水服半錢匕。溫瘧加蜀漆半分[2],臨發時服一錢匕。治牝瘧多寒者。寒濕之邪,客於少陽之部,鬱遏陽氣,不得外達。陽氣發於陰邪之內,重陰閉束,莫能透越,鼓搏振搖,則生寒戰。陽鬱熱盛,透圍而出,是以發熱。陽氣蓄積,盛而後發,故至期病作,應如潮信。陽旺則蓄而即盛,故日與邪爭,陽衰則久而方振,故閒日而作。陽進則一鬱即發,銳氣倍常,故其作日早,陽退則閉極方通,漸至困乏,故其作日晏。作之日早,則邪退日速,作之日晏,則邪退日遲。作晏而退遲者,陽衰不能遽發,是以寒多。陽敗而終不能發,則絕寒而無熱矣。雲母瀉其濕寒,龍骨收其腐敗,蜀漆排決[3]陳宿,以達陽氣也。

《傷寒》救逆湯方在龍骨。用之治傷寒火劫,亡陽驚狂,起臥不安者。以陽亡濕動,君相離根,濁陰上填,心宮膠塞,蜀漆除道而清君側也。

蜀漆苦寒疏利,掃穢行瘀,破堅化積,清滌痰涎,湧吐垢濁,是以善醫痎瘧驚狂之病。

洗去腥用。

黎蘆 味苦、辛,性寒,入足陽明胃、手太陰肺經。湧胸膈之痰涎,定皮膚之瞤惕。

《金匱》黎蘆甘草湯,黎蘆、甘草。原方失載。治病人手指臂腫動,身體瞤瞤者。以手之三陰,自胸走手,手之三陽,自手走頭,經氣鬱遏,故結而爲腫,鬱而爲動。鬱極則身體瞤動,不但指臂而已。此

---

〔1〕散 原作"湯",諸本均同,據下文"爲散,服一錢匕"、《金匱懸解》卷五、《金匱要略·瘧病脈證并治》改。

〔2〕分 原作"錢",諸本均同,據上文"等分"、《金匱懸解》卷五、《金匱要略·瘧病脈證并治》改。

〔3〕決 原作"次",據閩本、蜀本、集成本、石印本改。

緣胸有瘀濁，阻隔經氣往來之路，是以如此。甘草培其中氣，黎蘆
吐其瘀濁，以通經氣也。

黎蘆苦寒毒烈，善吐濁痰，兼治疥癬，殺諸蟲，點痣，去瘜肉。

升麻　味辛、苦、微甘，性寒，入手陽明大腸、足陽明胃經。利
咽喉而止疼痛，消腫毒而排膿血。

《金匱》升麻鱉甲湯，升麻二兩、鱉甲手掌大一片、甘草二兩、當歸一
兩、雄黃五錢、蜀椒一兩。水四升，煎一升，頓服。治陽毒爲病，面赤斑斑
如錦文，咽喉痛，吐膿血。陽毒之病，少陽甲木之剋陽明也。手足
陽明，皆行於面，少陽甲木，從相火化氣，火之色赤，故面見赤色。
足陽明之脈，循喉嚨而入缺盆，膽胃壅迫，相火瘀蒸，故咽喉痛而吐
膿血。其病五日可治，七日不可治。升麻、甘草，清咽喉而緩急迫，
鱉甲、當歸，消凝瘀而排膿血，雄黃、蜀椒，瀉濕熱而下逆氣也。

升麻鱉甲去雄黃蜀椒湯，升麻二兩、鱉甲手掌大一片、甘草二兩、當
歸一兩。治陰毒爲病，面目青，身痛如被杖，咽喉痛。陰毒之病，厥
陰乙木之剋太陰也。厥陰乙木，開竅於目，木之色青，故面目青。
脾主肌肉，足太陰之脈，上膈而挾咽，肝脾鬱迫，風木衝擊，故身及
咽喉皆痛。升麻、甘草，清咽喉而緩急迫，鱉甲、當歸，破結滯而潤
風木也。

陽毒、陰毒，病在肝膽，而起於外邪，非風寒束閉，鬱其藏府，不
應毒烈如是。升麻清利咽喉，解毒發汗，表裏疏通，是以奏效也。

《傷寒》麻黃升麻湯方在麻黃。用之治厥陰病，咽喉不利，吐膿
血，以其清咽喉而排膿血也。

升麻辛涼升散，清利咽喉，解肌發表，善治風寒侵迫，咽喉腫
痛，嘔吐膿血之病。最能解毒，一切蠱毒邪穢之物，入口即吐。避
疫癘煙瘴之氣，斷泄利遺帶之恙，止吐衄崩淋諸血。消癰疽熱腫，
平牙根臭爛，療齒疼，醫口瘡，胥有良效。

手陽明自手走頭，足陽明自頭走足，二經升降不同。升麻升提
之性，入手陽明爲順，入足陽明爲逆。咽喉之病，以及口舌牙齒，其
位在上，須用升麻而加清降之藥，自高下達，引火歸根。若足陽明
他病，悉宜降藥，不宜升麻，惟用於湧吐方中乃可。後世庸工，以之

升提足陽明胃府清氣。足陽明順下則治，逆上則病，何可升乎！

葛根 味甘、辛，性涼，入足陽明胃經。解經氣之壅遏，清胃府之燥熱，達鬱迫而止利，降衝逆而定喘。

《傷寒》葛根湯，葛根四兩，麻黃、桂枝、芍藥、甘草各二兩，大棗十二枚，生薑二兩。治傷寒太陽陽明合病，項背強几几，無汗惡風[1]者。陽明胃經，自頭走足，行身之前。背者，胸之府也，《素問》語。太陽經病不解，內侵陽明，陽明鬱遏，不得順降，衝逆胸膈，胸膈莫容，遂後壅於項背，故項背強直，几几不柔。寒閉皮毛，故無汗惡風。薑、甘、大棗，利中宮而補土，桂枝、芍藥，達凝鬱而瀉熱，麻黃散太陽之寒，葛根解陽明之鬱也。治太陽與陽明合病，自下利者。以經氣鬱遏，則府氣壅迫，不能容受，未消之食，必至上嘔，已化之穀，必至下利。麻黃發表而瀉鬱遏，葛根疏裏而達壅迫也。又治太陽病，欲作剛痙，無汗而小便反少，氣上衝胸，口噤不得語者。以過汗亡津，筋脈不柔，復感寒邪，閉其皮毛，則病剛痙。足陽明脈循上齒，手陽明脈循下齒，筋脈燥急，故口噤不開。麻黃瀉閉而散寒，葛根降逆而潤燥也。

桂枝加葛根湯，桂枝三兩，芍藥、甘草各二兩，大棗十二枚，生薑三兩，葛根四兩。煎服。治太陽陽明合病，項背強几几，汗出惡風者。風泄皮毛，故汗出惡風。桂、芍瀉太陽而達營鬱，葛根解陽明而降氣逆也。

葛根黃連黃芩湯，葛根半斤、黃連一兩、黃芩二兩、甘草二兩。治太陽中風下後，下利脈促，喘而汗出者。以下傷中氣，脾陷為利，胃逆為喘。上熱鬱生，竅開汗出。連、芩清君相之火，葛根降陽明之逆也。

《金匱》竹葉湯方在竹葉。用之治產後中風，發熱面赤，喘而頭痛。以胃氣上逆，肺鬱生熱，故氣喘頭痛而發熱面赤，葛根清胃而降逆也。

奔豚湯方在甘李根白皮。用之治奔氣上衝胸，腹痛，往來寒熱。以風木勃發，則生煩躁，生葛清風而潤燥，瀉熱而除煩也。

---

〔1〕風 原作"寒"，諸本均同，據下文"寒閉皮毛，故無汗惡風"、《傷寒懸解》卷六、《傷寒論·辨太陽病脈證并治中》改。

葛根辛涼下達，除煩瀉熱，降陽明經府之鬱。經府條暢，上脘之氣不逆，則下脘之氣不陷，故嘔泄皆醫。生津止渴，清金潤燥，解陽明鬱火，功力尤勝。

作粉最佳。鮮者，取汁用甚良。

赤石脂 味甘、酸、辛，性濇，入手少陰心、足太陰脾、手陽明大腸經。斂腸胃而斷泄利，護心主而止痛楚。

《傷寒》桃花湯，乾薑三兩，粳米一升，赤石脂一斤、用一半研末。水七升，煮米熟，去渣，溫服七合，入赤石脂末方寸匕。治少陰病，腹痛下利，小便不利，便膿血者。以水土濕寒，脾陷肝鬱，二氣逼迫，而腹爲之痛。木愈鬱而愈泄，水道不通，則穀道不斂，膏血脫陷，凝瘀腐敗，風木摧剝，而下膿血。粳米補土而瀉濕，乾薑溫中而驅寒，石脂斂腸而固脫也。

赤石脂禹餘糧湯，赤石脂一斤、禹餘糧一斤。治傷寒下利不止，利在下焦，服理中湯，利益甚者。己土濕陷，庚金不斂，則爲泄利。而己土濕陷之利，其病在中，理中可愈，庚金不斂之利，其病在下，理中不能愈。石脂、餘糧，濇滑而斷泄利也。

烏頭赤石脂丸方在烏頭。用之治心痛徹背，以其保宮城而護心君也。

赤石脂酸收濇固，斂腸住泄，護心止痛，補血生肌，除崩收帶，是其所長。最收濕氣，燥脾土，治停痰吐水之病。更行瘀濇，破凝滯，有摧生下衣之能。兼醫癰疽、痔瘻、反胃、脫肛之證。

禹餘糧 味甘，微寒，入足太陰脾、足少陰腎、足厥陰肝、手陽明大腸經。止小便之痛濇，收大腸之滑泄。

《傷寒》禹餘糧丸，原方失載。治汗家重發汗，恍惚心亂，小便已陰痛者。以發汗太多，陽亡神敗，濕動木鬱，水道不利，便後滯氣梗濇，尿孔作痛。禹餘糧甘寒收濇，秘精斂神，心火歸根，坎陽續復，則乙木發達，滯開而痛止矣。

赤石脂禹餘糧湯方在石脂。用之治大腸滑脫，利在下焦者，以其收濕而斂腸也。

禹餘糧斂腸止泄，功同石脂。長於瀉濕，達木鬱而通經脈，止少腹骨節之痛,治血崩閉經之恙,收痔瘻失血,斷赤白帶下。

煎湯,生研作丸、散、煅紅、醋淬、研細用。

雞子黃 味甘,微溫,入足太陰脾、足陽明胃經。補脾精而益胃液,止泄利而斷嘔吐。

《傷寒》黃連阿膠湯方在阿膠。用之治少陰病,心中煩,不得臥者,以其補脾而潤燥也。《金匱》百合雞子湯方在百合。用之治百合病,吐之後者,以其滌胃而降逆也。排膿散方在桔梗。用之,以其補中脘而生血肉也。

雞子黃溫潤淳濃,體備土德,滋脾胃之精液,澤中脘之枯槁,降濁陰而止嘔吐,升清陽而斷泄利,補中之良藥也。

煎油治小兒濕熱諸瘡,甚效。雞子白在三卷中。

麻仁 味甘,氣平,性滑,入足陽明胃、手陽明大腸、足厥陰肝經。潤腸胃之約澀,通經脈之結代。

《傷寒》麻仁丸,麻子仁二升,芍藥半斤,杏仁一斤、去皮尖、炒用、研如脂,大黃一斤,厚朴一斤,枳實半斤。末,煉蜜丸,梧子大,飲服十丸,日三服。漸加。治陽明病,脾約便難。以脾氣約結,糟粕不能順下,大腸以燥金主令,斂澀不泄,日久消縮,約而爲丸。燥結不下,是以便難。麻仁、杏仁,潤燥而滑腸,芍藥、大黃,清風而瀉熱,厚朴、枳實,行滯而開結也。

炙甘草湯方在甘草。用之治少陽病,脈結代,心動悸者,以其養血而潤燥也。

麻仁滑澤通利,潤大腸而滋經脈,隧路梗澀之病宜之。

去殼,炒,研用。

白蜜 味甘,微鹹,入足陽明胃、足太陰脾、手陽明大腸經。滑秘澀而開結,澤枯槁而潤燥。

《傷寒》蜜煎導法,蜜七合。煉乾,作挺如指,長二寸,內穀道中,欲大便時去之。治陽明病,自汗出,小便自利,津液內竭,大便鞕者。以汗尿亡津,而致便鞕,非胃熱便難之比,不可攻下,蜜煎潤燥而滑腸也。

《金匱》大半夏湯方在半夏。用之治反胃嘔吐,以腸竅閉塞,糟粔不得下傳，白蜜潤大腸而通傳道也。《傷寒》大陷胸丸方在大黃。用之治結胸項强，以其滑胸膈而下瘀濁也。《金匱》烏頭湯方在烏頭。用之治歷節疼痛，以其滑經絡而止寒濕也。大烏頭煎方在烏頭。用之治寒疝繞臍痛，以其潤筋脈而緩迫急也。甘草粉蜜湯方在甘草。用之治蚘蟲爲病，吐涎心痛，以其滋乙木而息風燥也。甘遂[1]半夏湯方在甘遂[2]。用之治留飲欲去，心下續堅滿，以其滑腸胃而瀉水飲也。

　　蜂蜜濃郁滑澤，滋濡藏府，潤腸胃而開閉澀，善治手足陽明燥盛之病。太陰濕旺，大便滑溏者勿服。

　　入水四分之一，煉熟用。

大黃　味苦，性寒，入足陽明胃、足太陰脾、足厥陰肝經。瀉熱行瘀，決壅開塞，下陽明之燥結，除太陰之濕蒸，通經脈而破癥瘕，消癰疽而排膿血。

　　《傷寒》大承氣湯，大黃四兩、芒硝三兩、枳實五枚、厚朴半斤。治陽明病，胃熱便難。以表病失解，鬱其胃陽。陽莫盛於陽明，陽明戊土，從燥金化氣，陽旺土燥，腸竅結澀，府熱莫宣，故譫語潮熱，手足汗流。胃氣壅遏，不得下泄，故臍腹滿痛。大黃、芒硝，破結而瀉熱，厚朴、枳實，降逆而消滯也。

　　小承氣湯，大黃四兩、厚朴二兩、枳實三枚。治陽明病，府熱方作。大黃瀉其燥熱，朴、枳開其鬱滯也。

　　大陷胸湯，大黃六兩、芒硝一斤、甘遂一錢。水六升，煮大黃，取二升，去渣，入芒硝，煎化，入甘遂末，分服。治太陽中風，下早而爲結胸。以府熱未實，下之太早，傷其中氣。戊土不降，裏陰上逆，皮毛未泄，表陽亦陷，陰陽拒隔，結於胸中。寒熱逼蒸，化生水氣，鞕滿疼痛，煩躁懊憹。硝、黃瀉其鬱熱，甘遂排其水飲也。

　　大陷胸丸，大黃半斤、芒硝半斤、葶藶半斤、杏仁半升。共末之，入芒硝，

---

〔1〕遂　原作“草”，諸本均同，據本書卷四甘遂釋文、《金匱懸解》卷十四、《金匱要略·痰飲咳嗽病脈證并治》改。

〔2〕遂　原作“草”，諸本均同，據本書卷四甘遂釋文改。

研如脂，丸如彈子大，取一枚，甘遂末一錢，白蜜二合，水二升，煮一升，溫頓服之。一宿乃下。不下更服。治結胸項強，狀如柔痓。以濕熱熏衝，上連頸項。大黃、芒硝，破結而瀉熱，杏仁、葶藶、甘遂，降逆而瀉水也。

大黃黃連瀉心湯，大黃二兩、黃連一兩。麻沸湯一升漬之，去渣，分溫服。治傷寒下後復汗，心下痞鞕。以汗下傷中氣，陽亡土敗，胃氣上逆，阻礙膽經降路，結於心下，痞塞鞕滿。相火既隔，君火亦升，大黃瀉戊土而清熱，黃連瀉心火而除煩也。

桂枝加大黃湯，桂枝三兩、甘草二兩、生薑三兩、大棗十二枚、芍藥六兩、大黃一兩。治太陽病，醫反下之，因而腹滿實痛，屬太陰者。以太陽表病，悮下而傷脾氣，脾陷木遏，鬱生風熱，侵剋己土，脹滿而成實痛。桂枝和中而解表，芍藥滋乙木而清風，大黃瀉己土而消滿也。

《金匱》大黃硝石湯，大黃、硝石、黃蘗各四兩，梔子十五枚。水煎，頓服。治黃疸腹滿，自汗，小便不利而赤。以黃家濕淫經絡，皮毛莫啟，是以發黃。今汗孔外泄，水道裏鬱，表和裏實，濕不在經絡而在藏府。法當用下，大黃、黃蘗，瀉其瘀熱，硝石、梔子，清其濕熱也。

苓甘五味薑辛半杏加大黃湯，茯苓四兩、甘草三兩、五味半升、乾薑三兩、細辛三兩、半夏半升、杏仁半升、大黃三兩。治痰飲，水去嘔止，腫消痹愈，而面熱如醉者。痰飲服半夏而水去，服杏仁而腫消，若面熱如醉，是胃熱逆衝，上熏其面。緣足之三陽，自頭走足，陽明行身之前，自面而下，加大黃以瀉陽明之熱也。

大黃附子湯，大黃三兩、細辛二兩、附子三枚、炮用。治脅下偏痛，發熱，其脈緊弦。以脾土寒濕，鬱其肝氣，風木抑遏，故脅痛而發熱，脈弦而且緊。宜以溫藥下其結寒，辛、附溫寒而破瘀，大黃下積而開結也。

大黃甘草湯，大黃一兩、甘草一兩。治食已即吐者。以土弱胃逆，濁氣痞塞，鬱生上熱，故水穀不下。大黃破其痞塞，甘草培土補中，緩其下行之急也。

《傷寒》抵當湯，大黃三兩、桃仁、水蛭、䗪蟲各三十枚。水煎，分三服。治傷寒六七日後，表證猶在，脈微而沉，熱在下焦，其人發狂，小腹鞕滿，小便自利者。以表病失解，經熱莫達，內傳膀胱之府，血室瘀蒸，是以發狂。宜先解其表寒而後下其瘀血，桃、蛭、䗪蟲，破其瘀血，大黄瀉其鬱蒸也。

《金匱》大黄䗪蟲丸，大黄十分、甘草三兩、杏仁一升、芍藥四兩、乾地黄十兩、桃仁一升、乾漆一兩、䗪蟲一升、水蛭百枚、蠐螬半升、蠐蟲半升、黄芩三兩。蜜丸，小豆大，酒飲服五丸，日三服。治五勞義詳《素問·宣明五氣篇》中。七傷，義詳《金匱·血痹虚勞》。羸瘦腹滿，内有乾血，肌膚甲錯，兩目黯黑。以中氣勞傷，己土濕陷，風木抑遏，賊傷脾氣。脾氣堙鬱，不能腐熟水穀，化生肌肉，故羸瘦而腹滿。肝藏血而竅於目，肝氣抑遏，營血瘀濇，無以榮華皮腠，故肌膚甲錯而兩目黯黑。甘草培土而緩中，杏仁行滯而瀉滿，桃仁、乾漆、䗪蟲、水蛭、蠐螬、蠐蟲，破鬱而消癥，芍藥、地黄，清風木而滋營血，黄芩、大黄，瀉相火而下結塊也。

下瘀血湯，大黄三兩、桃仁二十枚、䗪蟲二十枚。煉蜜爲四丸，酒一升，煮一丸，取八合，頓服之。瘀血下如豚肝。亦主經水不利。治產後腹痛，中有瘀血，著於臍下者。以瘀血在腹，木鬱爲痛。桃仁、䗪蟲，破其瘀血，大黄下其癥塊也。

大黄甘遂湯，大黄二兩、甘遂二兩、阿膠二兩。煮一升，頓服之。其血當下。治產後水與血結在血室，小腹脹滿，小便微難而不渴者。以水寒濕旺，乙木抑遏，水瘀血結，不得通達，故腹脹滿，便難而不渴。阿膠清風而潤木，大黄、甘遂，下瘀血而行積水也。

大黄牡丹皮湯，大黄四兩、芒硝四合、瓜子半升、桃仁五十枚、牡丹皮一兩。煎一升，入芒硝，煎化，頓服之。有膿當下，無膿下血。治腸癰，少腹腫痞，按之痛如淋，小便調，自汗出，時時發熱，復惡寒，膿已成，其脈洪數者。以濕寒隔礙，氣血不行，擁[1]腫而爲癰疽。營衛瘀遏，外寒内熱，鬱熱淫蒸，故肉腐爲膿。膿之未成，氣血壅塞，則脈見遲緊，膿成結消，氣血通達，故見洪數。未膿可下，膿成宜排。丹皮、桃仁、瓜子，排決其膿血，大黄、芒硝，寒瀉其燔蒸也。

---

[1]擁　猶壅也。《昌黎集·左遷至藍關示姪孫湘》詩：“雲横秦嶺家何在，雪擁藍關馬不前。”

　　大黃苦寒迅利，瀉熱開瘀，決壅塞而通結閉，掃腐敗而蕩菀陳。一切宿食留飲，老血積痰，得之即下，心痞腹脹，胃結腸阻，飲之即通。濕熱瘀蒸，非此不除，關竅梗塞，非此不開。蕩滌腸胃之力，莫與爲比，下痢家之停滯甚捷。

　　酒浸用。

　　巴豆　味辛、苦，大熱，入足陽明胃、足太陰脾、足少陰腎經。驅寒邪而止痛，開冷滯而破結。

　　《傷寒》二白散方在桔梗。用之治寒實結胸，無熱證者。以寒實鬱結，痞塞不通，巴豆破寒實而決鬱塞也。

　　巴豆辛苦大熱，破沉寒積冷，止心疼腹痛，瀉停痰積水，下宿穀堅癥，治霍亂脹痛，不能吐瀉，療寒痰阻閉，不得喘息，排膿血而去腐穢，蕩積滯而斷瘧痢。消死肌弩肉，點疣痣疥癬。種種奇功，神異非常。

　　去殼，炒，研用。

　　強人可服二釐。

當歸　味苦、辛，微溫，入足厥陰肝經。養血滋肝，清風潤木，起經脈之細微，回肢節之逆冷。緩裏急而安腹痛，調產後而保胎前，能通姙娠之小便，善滑產婦之大腸。奔豚須用，吐蚘宜加，寒疝甚良，溫經最效。

《傷寒》當歸四逆湯，當歸三兩、芍藥三兩、細辛二兩、通草三兩、甘草二兩、大棗二十五枚。治厥陰傷寒，手足厥冷，脈細欲絕。以肝司營血，而流於經絡，通於肢節，厥陰之溫氣虧敗，營血寒濇，不能充經絡而暖肢節。甘草、大棗，補脾精以營肝，當歸、芍藥，養營血而復脈，桂、辛、通草，溫行經絡之寒濇也。

《金匱》當歸生薑羊肉湯，當歸三兩、生薑五兩、羊肉一斤[1]。治寒疝腹痛，脇痛裏急，及產後腹痛。以水寒木鬱，侵剋己土。當歸補血而榮木，生薑、羊肉，行滯而溫寒也。

當歸芍藥散，當歸三兩、芍藥一斤、芎藭三兩、白朮四兩、茯苓四兩、澤瀉半斤。治婦人姙娠雜病諸腹痛。以脾濕肝鬱，風木賊土。歸、芎、芍藥，疏木而清風燥，苓、澤、白朮，瀉濕而補脾土也。

當歸貝母苦參丸，當歸四兩、貝母四兩、苦參四兩。治姙娠小便難，飲食如故。以膀胱之水，生於肺金而瀉於肝木，金木雙鬱，水道不利。當歸滋風木之鬱燥，貝母、苦參，清金利水而瀉濕熱也。

當歸散，當歸一斤、芍藥一斤、芎藭一斤、黃芩一斤、白朮半斤。爲散，酒服方寸匕。治胎產諸病。以胎前產後諸病，

〔1〕斤　原作“片”，據集成本、石印本、《金匱懸解》卷十七、《金匱要略·腹滿寒疝宿食病脈證治》改。

土濕木鬱，而生風燥。芎、歸、芍、芩，滋風木而清熱，白术燥濕土而補中也。

火爲陽而水爲陰，水中之氣，是爲陽根。陽根左升，生乙木而化丁火，火降而陽清，則神發焉。神旺於火，而究其本原，實胎於木，陽氣全升則神旺。木處陽升之半，神之初胎，靈機方肇，是謂之魂，魂藏於肝而舍於血。肝以厥陰風木，生於癸水，癸水溫升，而化血脈。血者，木之精液，而魂之體魄也。

風靜血調，枝幹榮滋，則木達而魂安。溫氣虧乏，根本失養，鬱怒而生風燥。精液損耗，本既搖落，體魄傷毀，魂亦飄揚，此肝病所由來也。於是肢寒脈細，腸[1]痛裹急，便艱尿澀，經閉血脫，奔豚，吐蚘，寒疝之類，由此生焉。悉當養血，以清風燥。

當歸滋潤滑澤，最能息風而養血。而辛溫之性，又與木氣相宜，酸則鬱而辛則達，寒則凝而溫則暢，自然之理也。血暢而脈充，故可以回逆冷而起細微。木達而土甦，故可以緩急痛而安胎產。諸凡木鬱風動之證，無不宜之。但頗助土濕，敗脾胃而滑大便，故仲景用之，多土木兼醫。但知助陰而不知伐陽，此後世庸工所以大誤蒼生也。

阿膠 味平，入足厥陰肝經。養陰榮木，補血滋肝，止胞胎之阻疼，收經脈之陷漏，最清厥陰之風燥，善調乙木之疏泄。

《金匱》膠艾湯，阿膠二兩、乾地黃六兩、芍藥四兩、當歸三兩、芎藭二兩、甘草二兩、艾葉三兩。治姙娠胞阻，腹痛下血。以乙木不達，侵剋己土，是以腹痛。乙木鬱陷，而生風燥，疏泄失藏，是以下血。膠、地、歸、芍，養血而清風燥，甘草補中而緩迫急，芎藭疏木而達遏鬱，艾葉暖血而回陷漏也。

膠薑湯，阿膠、乾薑。原方闕載，今擬加甘草、大棗、生薑、桂枝。治婦人經脈陷下，滴漏墨色。以脾腎陽虧，風木鬱陷，經寒血漏，色敗而黑。阿膠滋風木而止疏泄，乾薑溫經脈而收陷漏也。

乙木生於癸水而長於己土，水溫土燥，則木達而血升，水寒土

---

〔1〕腸 諸本均同，據上下文義，作“腹”義勝。

濕，則木鬱而血陷。木氣抑遏，不得發揚，於是怫鬱而生風燥。凡諸腹痛裏急，崩漏淋利之證，無不以此。

風木之性，專於疏泄，泄而未遂，則梗澀不行，泄而太過，則注傾而下。阿膠息風潤燥，養血滋陰，豬苓方在豬苓、薯蕷方在薯蕷、黃土方在黃土、溫經方在茱萸、白頭翁方在白頭翁、炙甘草方在甘草、鱉甲煎方在鱉甲、黃連阿膠方在黃連、大黃甘遂方在大黃，諸方皆用之，以滋乙木之風燥也。其性滋潤凝滯，最敗脾胃而滑大腸，陽衰土濕，飲食不消，脹滿溏滑之家，甚不相宜。必不得已，當補以薑、桂、二苓之類。

蛤粉炒，研用。

地黃　味甘、微苦，入足太陰脾、足厥陰肝經。涼血滋肝，清風潤木，療厥陰之消渴，調經脈之結代。滋風木而斷疏泄，血脫甚良，澤燥金而開約閉，便堅亦效。

《金匱》腎氣丸，乾地黃八兩、山茱萸四兩、薯蕷四兩、茯苓三兩、澤瀉三兩、牡丹皮三兩、桂枝一兩、附子一兩。治虛勞腰痛，小腹拘急，小便不利。及婦人轉胞，不得小便。及短氣有微飲。及男子消渴，小便反多。以木主疏泄，水寒土濕，乙木鬱陷，不能上達，故腰痛而腹急。疏泄之令不行，故小便不利。土木鬱塞，下無透竅，故胞系壅阻而轉移。水飲停留，上無降路，故氣道格礙而短促。木以疏泄爲性，鬱而莫泄，激怒而生風燥，津液傷耗，則病消渴。風木之性，泄而不藏，風盛而土濕，不能遏閉，泄之太過，故小便反多。久而精溺注傾，津液無餘，則枯槁而死。燥在乙木，濕在己土，而寒在癸水。乙木之燥，病之標也，癸水之寒，病之本也，是當溫補腎氣，以拔病本。附子補腎氣之寒，薯、萸斂腎精之泄，苓、澤滲己土之濕，地黃潤乙木之燥，桂枝達肝氣之鬱，丹皮行肝血之滯。

蓋木愈鬱而風愈旺，風旺而疏泄之性愈烈，泄之不通，則小便不利，泄而失藏，則小便反多。標異而本同，總緣於土濕而水寒，生意之弗遂也。水溫土燥，鬱散風清，則木氣發達，通塞適中，而小便調矣。

腎氣者，坎中之陽，《難經》所謂腎間動氣，生氣之根，呼吸之門也。方以腎氣爲名，則君附子而不君地黃。地黃者，淮陰[1]之兵，多多益善，而究非主將也。

仲景於地黃，無作君之方，無特加之法。腎氣丸用之治消渴淋癃，君附子以溫腎氣，地黃滋風木之枯燥也。薯蕷丸，方在薯蕷。用之治虛勞風氣，君薯蕷以斂腎精，地、膠、歸、芍，清風木之疏泄也。《傷寒》炙甘草湯方在甘草。用之治經脈結代，君甘草以補中氣，地、膠、麻仁，滋經脈之燥濇[2]也。大黃䗪蟲丸方在大黃。用之治勞傷乾血，君大黃、䗪蟲以破血積，地黃、芍藥，潤經脈之枯燥也。黃土湯方在黃土。用之治便後下血，君黃土以收血脱，地黃、阿膠，清風木之疏泄也。膠艾湯方在阿膠。用之治胎阻下血，君膠、艾以回血漏，地黃、歸、芍，清風木之疏泄也。百合地黃湯方在百合。用之治百合初病，君百合以清肺熱，地黃泄藏府之瘀濁也。

地黃滋潤寒涼，最滑大便，火旺土燥者宜之。傷寒陽明病府燥便結，多服地黃濃汁，滋胃滑腸，勝用承氣。鮮者尤捷，故百合地黃湯以之瀉藏府瘀濁，其力幾同大黃。溫疫、疹病之家，營鬱內熱，大用生地，壯其裏陰，繼以表藥發之，使血熱外達，皮膚斑生，亦爲要物。血熱不得透泄，以致經絡鬱熱，而生痂癩，是爲癩風，用生地於表散之中，清經熱以達皮毛，亦爲良品。水旺土濕者，切不可服！

凡人木病則燥，土病則濕，而木之病燥，究因土濕。滋木之燥，勢必益土之濕，土濕愈增，則木燥愈甚。木益枯而土益敗，則人死矣。地黃甚益於風木，甚不宜於濕土，陽旺土燥則不病，病者，皆陰旺而土濕者也。

外感陽明之中，燥濕相半，三陰全是濕寒。內傷雜病，水寒土濕者，十之八九，土木俱燥者，不多見也。脾約之人，大便結燥，糞若羊矢，反胃噎膈，皆有此證，是胃濕而腸燥，非真燥證也。衄家惟陽明傷寒，衛鬱莫泄，逆循上竅，衝逼營血，以致鼻流。於表汗之中，加生地涼營之味，使之順達皮毛，乃爲相宜。至於內傷吐衄，悉緣

---

〔1〕淮陰　指西漢韓信。

〔2〕濇　原作“濕”，諸本均同，形近之誤，據地、膠、麻仁功用改。

土濕，更非燥證，以及種種外熱煩蒸，無非土濕陽飛，火奔水泛，久服地黃，無有不死！

蓋丁癸同宮，戊己並行。人之衰也，火漸消而水漸長，燥日減而濕日增，陽不勝陰，自然之理。陽旺則壯，陰旺則病，陽純則仙，陰純則鬼，抑陰扶陽，不易之道。但至理幽玄，非上智不解，後世庸工，以下愚之資，而談上智之業，無知妄作，遂開補陰滋水之派。群兒冒昧，翕習[1]成風，著作流傳，遍於寰海。使抱病之家，死於地黃者十九，念之可爲痛心也！

曬乾，生用。仲景方中生地，是用鮮者取汁。熟地之制，庸工妄作，不足用也。

芍藥 味酸、微苦、微寒，入足厥陰肝、足少陽膽經。入肝家而清風，走膽府而瀉熱，善調心中煩悸，最消腹裏痛滿，散胸脇之痞熱，伸腿足之攣急。吐衄悉瘳，崩漏胥斷，泄痢與淋帶皆靈，痔漏共瘰癧並效。

《傷寒》桂枝加芍藥湯，桂枝三兩、甘草二兩、大棗十二枚、生薑三兩、芍藥六兩。治太陽傷寒，下後腹滿痛，屬太陰者。以木養於土，下敗脾陽，己土濕陷，乙木遏鬱，而生風燥，侵剋己土，是以腹痛。木賊土困，便越二陽，而屬太陰。薑、甘、大棗，補土和中，桂枝達肝氣之鬱，加芍藥清風木之燥也。

小柴胡湯，方在柴胡。治少陽傷寒。腹中痛者，去黃芩，加芍藥。通脈四逆湯，方在甘草。治少陰病，下利脈微。腹中痛者，去葱，加芍藥二兩。《金匱》防己黃耆湯，方在防己。治風濕脈浮身重。胃中不和者，加芍藥三分。蓋土濕木陷，鬱生風燥，風木衝擊，脾土被傷，必作疼痛，不以芍藥清風燥而瀉木鬱，痛不能止也。《傷寒》真武湯，方在茯苓。治少陰病，腹痛，四肢沉重疼痛，而用芍藥，小建中湯，方在阿膠。治少陽傷寒，腹中急痛，而倍芍藥，皆此義也。四逆散，方在甘草。治少陰病，四逆。腹痛用芍藥而加附子，法更妙矣。

新加湯，方在人參。治太陽傷寒，發汗後，身疼痛，脈沉遲者，桂

〔1〕翕習　威盛貌。《文選·蜀都賦》："亦以財雄，翕習邊城。"濟《注》："翕習，威盛貌。"

枝加芍藥生薑各二[1]兩人參三兩。以肝司營血，行經絡而走一身，汗泄營中温氣，木枯血陷，營氣淪鬱而不宣暢，故身作疼痛而脈見沉遲。木陷則生風。人參補血中之温氣，生薑達經脈之鬱陷，芍藥清風木之燥也。

附子湯，方在附子。治少陰病，身體疼，手足寒，骨節痛，脈沉者。以血行於經絡，走一身而達肢節，水寒而風木鬱陷，是以脈沉。營血淪澹，不能行一身而暖肢節，是以身疼而肢節寒痛。參、术、苓、附，補火土而瀉寒水，芍藥清風木之燥也。

芍藥甘草湯，芍藥四兩、甘草四兩。治太陽傷寒，脈浮汗出，心煩惡寒，小便數，脚攣急。以陽虛土弱，脾陷胃逆，相火不降而心煩，風木不升而惡寒。風木疏泄，上下失藏，故汗出而尿數。津液耗傷，筋脈焦縮，故腿足攣急。甘草補其土虛，芍藥雙清木火，以復津液也。

相火上鬱，則陽泄而煩心，小建中治少陽病心悸而煩者，芍藥清相火之逆升也。

風木下鬱，則陽陷而惡寒。芍藥甘草附子湯，芍藥三兩、甘草三兩、附子一枚。治太陽傷寒，發汗病不解，反惡寒者。以汗傷中氣，風木不達，陽氣鬱陷，則表病不解而反加惡寒，緣陽不外達於皮毛也。陽氣之陷，因土虛而水寒，甘草補己土之虛，附子温癸水之寒，芍藥清風木之燥也。

桂枝去芍藥湯，桂枝三兩、甘草三兩、大棗十二枚、生薑三兩。治太陽傷寒，下後脈促胸滿者。以表證未解，而誤下之，經陽內陷，爲裏陰所拒，結於胸膈，則爲結胸。若脈促者，仲景脈法[2]：脈來數，時一止，名曰促。是經陽不至全陷，脈法：陽盛則促。是爲裏陰所壅逼。故表證猶未解也，可用桂枝表藥。若覺胸滿，則當去芍藥。緣下傷中氣，裏陰上逆；表陽內陷，爲裏陰所拒，是以胸雖不結，而亦覺壅滿。裏陽既敗，故去芍藥之酸寒，而以桂枝達其經陽也。若微覺惡寒，便

---

〔1〕二　諸本均同，《傷寒懸解》卷四、《傷寒論·辨太陽病脈證并治中》均作"一"。

〔2〕仲景脈法　指《傷寒論·辨脈篇》。

是陽陷稍深，則於去芍藥方中，加附子以溫寒水也。

真武湯，下利者，去芍藥，加乾薑二兩。以肝脾陽敗，則下陷而爲泄利，故去芍藥之酸寒，而加乾薑之辛溫也。

陽根於水，升於肝脾，而化丁火，水寒土濕，脾陽鬱陷，下遏肝木升達之路，則鬱勃而剋脾土，腹痛裏急之病，於是生焉。厥陰以風木之氣，生意不遂，積鬱怒發，而生風燥，是以厥陰之病，必有風邪。風性疏泄，以風木抑遏，而行疏泄之令，若消、若淋、若泄、若痢、若崩、若漏、若帶、若遺，始因鬱而欲泄。究欲泄而終鬱，其或塞、或通，均之[1]風燥則一也。芍藥酸寒入肝，專清風燥而斂疏泄，故善治厥陰木鬱風動之病。肝膽表裏同氣，下清風木，上清相火，並有捷效。

然能泄肝膽風火，亦伐脾胃之陽。《傷寒》：太陰爲病，脈弱，其人續自便利，設當行大黃、芍藥者，宜減之，以其人胃氣弱，易動故也。凡風木之病，而脾胃虛弱，宜稍減之，與薑、桂、苓、术並用，土木兼醫。若至大便滑泄，則不可用矣。黃芩湯、大柴胡用之治少陽之下利，以甲木而剋戊土，所以瀉少陽之相火也。傷寒別經及雜證下利，皆肝脾陽陷，不宜芍藥。共敗土伐陽，未如地黃之甚，然瀉而不補，亦非虛家培養之劑也。

《金匱》婦人腹痛用芍藥諸方，總列於後。姙娠及雜病諸腹痛，當歸芍藥散主之。方在當歸。產後腹痛煩滿，枳實芍藥散主之。方在枳實。產後虛羸，腹痛裏急，痛引腰背，雜病腹中痛，小建中湯主之。方在膠飴。帶下，少腹滿痛，經一月再見者，土瓜根散主之。方在土瓜根。

防風　味甘、辛，入足厥陰肝經。燥己土而瀉濕，達乙木而息風。

《金匱》桂枝芍藥知母湯方在桂枝。用之治歷節疼痛，以其燥濕而舒筋脈也。薯蕷丸方在薯蕷。用之治虛勞，風氣百病，以其燥濕而達木鬱也。竹葉湯方在竹葉。用之治產後中風，發熱面赤，以其

---

〔1〕之　《玉篇》：“之，是也。”

疏木而發營鬱也。

厥陰，風木之氣，土濕而木氣不達，則鬱怒而風生。防風辛燥發揚，最瀉濕土而達木鬱，木達而風自息，非防風之發散風邪也。風木疏泄，則竅開而汗出，風靜而汗自收，非防風之收斂肌表也。其諸主治，行經絡，逐濕淫，通關節，止疼痛，舒筋脈，伸急攣，活肢節，起癱瘓，清赤眼，收冷淚，斂自汗盜汗，斷漏下崩中。

柴胡　味苦，微寒，入足少陽膽經。清膽經之鬱火，瀉心家之煩熱，行經於表裏陰陽之間，奏效於寒熱往來之會，上頭目而止眩暈，下胸脇而消鞕滿，口苦咽乾最效，眼紅耳熱甚靈。降膽胃之逆，升肝脾之陷，胃口痞痛之良劑，血室鬱熱之神丹。

《傷寒》小柴胡湯，柴胡半斤、半夏半升、甘草三兩、黃芩三兩、人參三兩、大棗十二枚、生薑三兩。治少陽傷寒中風五六日，往來寒熱，胸脇苦滿，默默不欲飲食，心煩喜嘔。以少陽之經，居表陽裏陰之中，表陽內鬱，則熱來而寒往，裏陰外乘，則熱往而寒來。其經行於胸脇，循胃口而下，逆而上行，戊土被剋，膽胃俱逆，土木壅遏，故飲食不納，胸脇滿而煩嘔生。少陽順降，則下溫而上清，少陽逆升，則下寒而上熱。熱勝則傳陽明，寒勝則傳太陰。柴胡、黃芩，清瀉半表，使不熱勝而入陽明，參、甘、大棗，溫補半裏，使不寒勝而入太陰，生薑、半夏，降濁陰之衝逆，而止嘔吐也。又治腹中急痛者。以膽胃逼迫，則生痞痛。參、甘、大棗、柴胡、黃芩，內補土虛而外疏木鬱也。治婦人中風，經水適斷，熱入血室，寒熱如瘧，發作有時者。以經水適斷，血室方虛，少陽經熱，傳於厥陰，而入血室。夜而血室熱作，心神撓[1]亂，譫妄不明。外有胸脇痞滿，少陽經證。肝膽同氣，柴、芩清少陽經中之熱，亦即清厥陰血室之熱也。

大柴胡湯，柴胡半斤、黃芩三兩、半夏半升、生薑五兩、大棗十二枚、芍藥二兩、枳實四兩、大黃二兩。治少陽傷寒，汗出不解，心中痞鞕，嘔吐而下利者。以少陽半表陽旺，熱勝而傳陽明，汗愈泄而胃愈燥，故汗出不解。甲木侵迫，戊土被逼，胃氣鬱遏，水穀莫容，故吐痢俱作。

---

〔1〕撓　《字林》：“撓，擾也。”

胃口壅塞，故心中痞鞕。少陽證罷，便是陽明之承氣證，此時痞鞕嘔利，正在陽明少陽經府合病之秋。柴、芩、芍藥，清少陽之經，枳實、大黃，瀉陽明之府，生薑、半夏，降濁氣而止嘔逆也。

《金匱》鱉甲煎丸方在鱉甲。用之治病瘧一月不差，結爲癥瘕。以瘧邪亦居少陽之部，柴胡所以散少陽經氣之痞塞也。

寒性閉塞而營性發散，傷寒則寒愈閉而營愈發。發而不通，遂裹束衛氣而生表寒，遲則陽鬱而後發熱。風性疏泄而衛性收斂，中風則風愈泄而衛愈斂。斂而不啟，遂過逼營血而生裏熱，遲則陰鬱而後惡寒。陽盛於三陽，陰盛於三陰，少陽之經，行於二陽三陰之中，半表半裏之介。半裏之陰乘於外，則閉藏而爲寒，及其衰也，內鬱之陽，又鼓發而爲熱，熱來則寒往矣。半表之陽發於內，則蒸騰而爲熱，及其衰也，內鬱之陰，又裏束而爲寒，寒來則熱往矣。陽明之不能熱往而寒來者，陽盛於表也，太陰之不能寒往而熱來者，陰盛於裏也。足少陽以甲木而化相火，順則下行而溫水藏，相火下秘，故上清而下煖，逆而上行，出水府而升火位，故下寒而上熱。下寒則半裏之陰內旺，所以勝表陽而爲寒，上熱則半表之陽外旺，所以勝裏陰而爲熱。表陽裏陰，各居其半，均勢相爭，勝負循環，則見寒熱之往來。陰勝則入太陰之藏，但有純寒而熱不能來，陽勝則入陽明之府，但有純熱而寒不能來。

入府則吉，徐用承氣，瀉其內熱而外無別慮，入藏則凶，急用四逆，溫其裏寒而未必萬全，是以入藏爲逆，入府爲順。然入府失下而亦有死者，究不如在經之更順也。方其在經，陰陽搏戰，勝負未分，以小柴胡雙解表裏，使表陽不至傳府，裏陰不至傳藏，經邪外發，汗出病退，此小柴胡之妙也。

足少陽經，自頭走足，行身之側，起於目之外眥，從耳下項，由胸循脅，繞胃口而下行，病則逆行，上剋戊土而刑辛金。以甲木而剋戊土，胃無下降之路，則氣逆而作嘔吐，以相火而刑辛金，肺無下降之路，則氣逆而生咳嗽。辛金被賊，則痞塞於胸脅，戊土受虐，則脹滿於腹脅，以其經氣之結滯也。木氣盛則擊撞而痛生，火氣盛則熏蒸而發熱。凡自心脅胸肋而上，若缺盆頸項，若咽喉口齒，若輔頤腮顴，若耳目額角，一切兩旁熱痛之證，皆少陽經氣之逆行也。少陽甲木，居於左而行於右，邪輕則但發於左，邪旺則並見於右。柴胡入少陽之經，清相火之煩蒸，疏木氣之結塞，奏效最捷。無論內外感傷，凡有少陽經病，俱宜用之。緣少陽之性，逆行則壅迫而暴烈，順行則鬆暢而和平，柴胡清瀉而疏通之，經氣沖和，則反逆爲順而下行也。

肝膽表裏相通，乙木下陷而生熱者，凡諸淋濁泄痢之類，皆有殊功。以其輕清蕭散[1]，甚與肝膽之鬱熱相宜。熱退鬱消，自復升降之舊，故既降少陽之逆，亦升厥陰之陷。痔漏之證，因手少陽之陷，瘰癧之證，因足少陽之逆，並宜柴胡。

黄芩 味苦，氣寒，入足少陽膽、足厥陰肝經。清相火而斷下利，瀉甲木而止上嘔，除少陽之痞熱，退厥陰之鬱蒸。

《傷寒》黄芩湯，黄芩三兩、芍藥二兩、甘草一兩、大棗十二枚。若嘔者，加半夏半升、生薑三兩。治太陽少陽合病，自下利者。以太陽而傳少陽，少陽經氣內遏，必侵剋戊土，而爲嘔利。逆而不降，則壅逼上脘而爲嘔，降而不舒，則鬱迫下脘而爲利。利泄胃陽，則入太陰之藏，利亡脾陰，則傳陽明之府。少陽以甲木而化相火，易傳陽明而爲熱。甘草、大棗，補其脾精，黄芩、芍藥，瀉其相火也。

《外臺》黄芩湯，黄芩三兩、半夏半升、人參三兩、大棗十二枚、乾薑二兩、桂枝一兩。治乾嘔下利者。以中氣虛寒，脾陷而賊於乙木，則爲下利，胃逆而賊於甲木，則爲乾嘔。人參、大棗，補中培土，乾薑、桂枝，溫升肝脾而止下利，黄芩、半夏，清降膽胃而止乾嘔也。

《傷寒》小柴胡湯方在柴胡。用之治往來寒熱，胸脅鞕滿。大柴胡湯方在柴胡。用之治發熱汗出，心下痞鞕。半夏瀉心湯方在半夏。用之治嘔而發熱，心中痞滿。生薑瀉心湯方在生薑。用之治乾嘔食臭，心下痞鞕。甘草瀉心湯方在甘草。用之治水穀不化，心下痞鞕。附子瀉心湯方在附子。用之治惡寒汗出，心下痞濡。大黄黄連瀉心湯方在大黄。用之治關上脈浮，心下痞濡。以少陽之經，自頭走足，

---

〔1〕蕭散　消散也。《梁書·張續傳·南征賦》:"島嶼蒼芒，風雲蕭散。"

下胸貫膈，由心下而行兩脇。經氣鬱遏，內攻戊土，胃氣被賊，脹滿不運，外逼少陽之經，結塞不開，是以心脇痞滿，結微則濡，結甚則鞕。少陽經鬱，相火升炎，黃芩清少陽之相火，以瀉痞鬱之熱也。葛根黃芩黃連湯方在葛根。用之治喘而汗出者，澤漆湯方在澤漆。用之治咳而脈浮者，清相火之刑辛金也。乾薑芩連人參湯方在乾薑。用之治食入即吐者，清甲木之剋戊土也。《金匱》鱉甲煎丸方在鱉甲。用之治瘧病結爲癥瘕，清少陽之鬱火也。大黃䗪蟲丸方在大黃。用之治虛勞內有乾血，清厥陰之燥熱也。當歸散方在當歸。用之治姙婦諸病，清風木之鬱蒸也。黃土湯方在黃土。用之治便後下血，清風木之疏泄也。

甲木清降，則下根癸水而上不熱，乙木溫升，則上生丁火而下不熱。足厥陰病則乙木鬱陷而生下熱，足少陽病則甲木鬱升而生上熱，以甲木原化氣於相火，乙木亦含孕乎君火也。黃芩苦寒，並入甲乙，瀉相火而清風木，肝膽鬱熱之證，非此不能除也。然甚能寒中，厥陰傷寒，脈遲，而反與黃芩湯徹其熱，脈遲爲寒，今與黃芩湯復除其熱，腹中應冷，當不能食，今反能食，此名除中，必死。小柴胡湯，腹中痛者，去黃芩，加芍藥。心下悸，小便不利者，去黃芩，加茯苓。凡脈遲，腹痛，心下悸，小便少者，忌之。

清上用枯者，清下用實者。內行醋炒，外行酒炒。

黃檗　味苦，氣寒，入足厥陰肝、足太陰脾經。瀉己土之濕熱，清乙木之鬱蒸，調熱利下重，理黃疸腹滿。

《傷寒》烏梅丸方在烏梅。用之治厥陰傷寒，氣上撞心，心中疼熱，食即吐蚘。以木鬱則蟲化，鬱衝而生上熱，黃檗瀉鬱升之上熱而殺蚘蟲也。

白頭翁湯方在白頭翁。用之治厥陰病，熱利下重者。以木鬱則利作，鬱陷而生下熱，黃檗瀉鬱陷之下熱而舉重墜也。

《金匱》梔子檗皮湯方在梔子。用之治太陰病，身黃發熱者。大黃硝石湯方在大黃。用之治黃疸腹滿，小便不利者。以乙木濕陷，不能疏泄，鬱生下熱，傳於膀胱，水竅不開，溢於經絡，則身黃腹滿而發熱，黃檗瀉濕熱而清膀胱也。

　　陽衰土濕，乙木不達，抑遏而生濕熱。衝於胃口，則心中疼熱，陷於大腸，則熱利下重，鬱於膀胱，淫於肌膚，則腹滿身黃。黃檗苦寒迅利，疏肝脾而瀉濕熱，清膀胱而排瘀濁，殊有捷效，最瀉肝腎脾胃之陽。後世庸工，以此爲滋陰補水之劑，著書立說，傳流不息，誤人多矣。

　　黃檗清藏府之濕熱，檗皮清經絡之濕熱，故發熱身黃用檗皮。

　　白頭翁　味苦，性寒，入足少陽膽、足厥陰肝經。清下熱而止利，解鬱蒸而涼血。

　　《傷寒》白頭翁湯，白頭翁三兩、黃連三兩、黃檗三兩、秦皮三兩。治厥陰病，熱利下重，欲飲水者。以己土濕陷，木鬱而生下熱，不能疏泄水道，則爲下利。緣風木之性，愈鬱則愈泄，水道不開，穀道必不能閉也。足厥陰風木，手少陽相火，俱陷於大腸，故魄門鬱熱而重墜。手少陽下陷，則足少陽上逆，君相合氣，升炎於上，故渴欲飲水。白頭翁清少陽之相火，黃連清少陰之君火，黃檗、秦皮，瀉厥陰之濕熱也。

　　白頭翁苦寒之性，並入肝膽，瀉相火而清風木，是以善治熱利。其諸主治，消癭瘤，平瘰癧，治禿瘡，化癥塊，清咽腫，斷鼻衄，收血利，止腹痛，醫外痔，療偏墜。

　　秦皮　味苦，性寒，入足厥陰肝經。清厥陰之鬱熱，止風木之疏泄。

　　《傷寒》白頭翁湯方在白頭翁。用之治熱利下重者，以其清熱而止利也。

　　秦皮苦寒酸澀，專入厥陰，清鬱蒸而收陷泄。其諸主治，通經脈，開痹塞，洗目赤，收眼淚，去瘴翳，除驚癇，收崩帶，止泄痢。

　　白薇　味苦，微寒，入足少陽膽、足厥陰肝經。清少陽上逆之火，瀉厥陰下鬱之熱。

　　《金匱》薯蕷丸方在薯蕷。用之治虛勞，風氣百疾，以其瀉肝膽之鬱熱也。

　　白薇苦寒疏利，入肝膽之經，散結滯而清鬱熱。其諸主治，消瘰癧，平痔漏，清赤目，止血痢，除酒齇，滅粉刺，理癰腫，收帶濁，解女子陰中腫痛。

豆黄卷　味甘，氣平。利水瀉濕，達木舒筋[1]。

《金匱》薯蕷丸方在薯蕷。用之，以其瀉濕而疏木也。

大豆黄卷專瀉水濕，善達木鬱，通腠理而逐濕痹，行經脈而破血癥，療水鬱腹脹之病，治筋攣膝痛之疾。

黑大豆長於利水而行血，及其芽生而爲黄卷，更能破瘀而舒筋，以其發舒通達，秉之天性也。黑豆芽生五寸，乾之爲黄卷。

苦參　味苦，性寒，入足厥陰肝、足太陽膀胱經。清乙木而殺蟲，利壬水而瀉熱。

《金匱》苦參湯，苦參一斤。煎湯熏洗。治狐惑蝕於下部者。以肝主筋，前陰者，宗筋之聚，土濕木陷，鬱而爲熱，化生蟲䘌[2]，蝕於前陰。苦參清熱而去濕，療瘡而殺蟲[3]也。

當歸貝母苦參丸方在當歸。用之治姙娠小便難，以土濕木陷，鬱而生熱，不能泄水，熱傳膀胱，以致便難，苦參清濕熱而通淋澀也。

苦參苦寒之性，清乙木之瘀熱而殺蟲䘌，瀉壬水之熱澀而開癃閉。其諸主治，療鼻齆[4]，止牙痛，消癭腫，除疥癩，平瘰癧，調痔漏，治黄疸、紅痢、齒衄、便血。

生梓白皮　味苦，性寒，入足少陽膽、足陽明胃經。瀉戊土之濕熱，清甲木之鬱火。

《傷寒》麻黄連翹赤小豆湯方在連翹。用之治太陰病，瘀熱在裏，而發黄者，以其清胃膽上逆之瘀熱也。

太陰土濕，胃氣逆行，脹滿不運，壅砢甲木下行之路。甲木内侵，束逼戊土，相火鬱遏，濕化爲熱，則發黄色，以木主五色，入土化

---

〔1〕利水瀉濕，達木舒筋　諸本均同，據本書文例，其上脱歸經。據其功能、治證，補入"入足太陰脾、足厥陰肝、足少陰腎經" 較協。

〔2〕䘌（nì 匿）　原作"蜃"，據閩本、蜀本、集成本改。"䘌"，《唐韻》："䘌，小蟲。"

〔3〕蟲　原作"虫"。"虫（huǐ 會）"，"虫"譌字。據此及閩本、蜀本、集成本改。

〔4〕齆（wèng 甕）《玉篇》："齆，鼻病也。"

黃故也。梓白皮苦寒清利，入膽胃而瀉濕熱，濕熱消則黃自退。膽胃上逆，濁氣熏衝，則生噁心嘔噦之證，濕熱鬱遏，不得汗泄，則生疥痤癬痱之病。其諸主治，清煩熱，止嘔吐，洗癬疥，除瘙癢。

甘李根白皮　味澀，性寒，入足厥陰肝經。下肝氣之奔衝，清風木之鬱熱。

《金匱》奔豚湯，甘草二兩、半夏四兩、生薑四兩、生葛五兩、黃芩三兩、芎藭二兩、當歸二兩、芍藥二兩、甘李根白皮一斤。治奔豚氣，上衝胸，腹痛，往來寒熱。以陽亡脾敗，陷遏乙木，木氣鬱發，衝於臍腹胸膈，則生疼痛，而兼寒熱。緣乙木上衝，胃膽俱逆，少陽鬱迫，內與陰爭，勝負迭見，故寒熱往來。厥陰，風木之氣，風動血耗，溫鬱爲熱。甘草補土緩中，生薑、半夏，降甲戊之上逆，黃芩、生葛，清膽胃之鬱熱，芎藭、芍藥，疏木而潤風燥，甘李根白皮清肝而下衝氣也。

甘李根白皮甘寒斂澀，善下厥陰衝氣，故治奔豚。其諸主治，止消渴，除煩逆，斷痢疾，收帶下。

狼牙　味苦，性寒，入足厥陰肝經。清乙木之鬱熱，療女子之陰瘡。

《金匱》狼牙湯，狼牙三兩。水四升，煮半升，以綿纏箸如繭，浸湯瀝陰，日四。治婦人少陰脈滑而數，陰中生瘡，蝕爛者尺中候腎，尺脈滑數，是木鬱於水而生下熱，法當陰裏生瘡。溫熱蒸腐，故剝蝕而壞爛。狼牙清鬱熱而達乙木，止蝕爛而消痛癢也。

狼牙草苦寒清利，專洗一切惡瘡。其諸主治，止便血，住下痢，療瘡瘍蝕爛，治疥癬瘙癢，女子陰瘡，理蟲瘡發癢，殺寸白諸蟲。

猪膽汁　味苦，性寒，入足少陽膽經。清相火而止乾嘔，潤大腸而通結燥。

《傷寒》白通加猪膽汁湯，葱白四莖、乾薑一兩、生附子一枚、人尿五合、猪膽汁一合。治少陰病下利，厥逆無脈，乾嘔心煩者。以水寒土敗，君相皆飛，甲木剋胃，故生乾嘔，丁火失根，故覺心煩。猪膽汁清相火而止嘔，人尿清君火而除煩也。

通脈四逆加猪膽汁湯，甘草三兩、乾薑三兩、大附子一枚、猪膽汁半合。治霍亂吐下既止，汗出而厥，四肢拘急，脈微欲絕者。以相火逆升,汗孔疏泄,豬膽汁清相火而止汗也。

豬膽汁方,大豬膽[1]一枚,瀉汁,和醋少許,灌穀道中。食頃,當大便出。治陽明病,自汗出,小便利,津液內竭,大便鞕者。以汗出水利,津亡便鞕,證非胃實,不可攻下,豬膽汁合醋,清大腸而潤燥也。

豬膽汁苦寒滋潤,瀉相火而潤燥金,膽熱腸燥者宜之。

烏梅 味酸,性澀,入足厥陰肝經。下衝氣而止嘔,斂風木而殺蚘。

《傷寒》烏梅丸,烏梅三百個、乾薑十兩、細辛六兩、人參六兩、桂枝六兩、當歸四兩、川椒四兩、附子六兩、黃連一斤、黃檗六兩。治厥陰病,氣上衝心,心中疼熱,消渴,食即煩生,而吐蚘者。以水寒土濕,木氣鬱遏,則生蚘蟲。木鬱風動,肺津傷耗,則病消渴。木鬱爲熱,衝擊心君,則生疼熱。藏府下寒,蚘移膈上,則生煩嘔。嘔而氣逆,衝動蚘蟲[2],則病吐蚘。烏梅、薑、辛,殺蚘止嘔而降衝氣,人參、桂、歸,補中疏木而潤風燥,椒、附暖水而溫下寒,連、檗瀉火而清上熱也。

烏梅酸澀收斂,瀉風木而降衝擊,止嘔吐而殺蚘蟲,善醫蚘厥之證。其諸主治,止咳嗽,住泄利,消腫痛,湧痰涎,瀉煩滿,潤燥渴,散乳癰,通喉痹,點黑痣,蝕瘀肉,收便尿下血,止刀箭流血,鬆霍亂轉筋,開痰厥牙閉。

醋浸一宿,去核,米蒸。

棗仁 味甘、酸,入手少陰心、足少陽膽經。寧心膽而除煩,斂神魂而就寐。

《金匱》酸棗仁湯,酸棗仁二升、甘草一兩、茯苓二兩、芎藭二兩、知母二兩。治虛勞虛煩不得眠。以土濕胃逆,君相鬱升,神魂失藏,故虛煩不得眠睡。甘草、茯苓,培土而瀉濕,芎藭、知母,疏木而清熱,酸棗斂神魂而安浮動也。

棗仁酸收之性,斂攝神魂,善安眠睡。而收令太過,頗滯中氣,

---

〔1〕大豬膽　其下原衍"汁"字,諸本均同,據下文"瀉汁",《傷寒懸解》卷六、《傷寒論·辨陽明病脈證并治》刪。

〔2〕蚘蟲　原作"蟲蚘",據閩本、蜀本、集成本、石印本乙轉。

脾胃不旺，飲食難消者，當與建中燥土、疏木達鬱之品並用，不然則土木皆鬱，腹脹吞酸之病作矣。其諸主治，收盜汗，止夢驚，生用瀉膽熱多眠，熟用補膽虛不寐。

山茱萸 味酸，性澀，入足厥陰肝經。溫乙木而止疏泄，斂精液而縮小便。

《金匱》八味丸方在地黃。用之治男子消渴，小便反多，以其斂精液而止疏泄也。

水主藏，木主泄，消渴之證，木能疏泄而水不蟄藏，精尿俱下，陽根失斂。久而陽根敗竭，則人死矣。山茱萸酸澀斂固，助壬癸蟄藏之令，收攝精液，以秘陽根，八味中之要藥也。八味之利水，則桂枝、苓、澤之力，非山茱萸所司也。

去核、酒蒸。

艾葉 味苦、辛，氣溫，入足厥陰肝經。燥濕除寒，溫經止血。

《金匱》柏葉湯方在柏葉。用之治吐血不止，膠艾湯方在阿膠。用之治胞阻漏血，以其溫經而止血也。

血生於肝，斂於肺，升於脾，降於胃，行於經絡，而統於中氣。中氣旺則肝脾左升而不下泄，肺胃右降而不上溢。中氣虛敗，肺胃逆升，則上流於口鼻，肝脾下陷，則下脫於便溺。蓋血以陰質而含陽氣，其性溫暖而孕君火，溫則流行而條暢，寒則凝瘀而梗澀。瘀而不行，則為癥瘕，瘀而未結，則經脈莫容，勢必外脫。肺胃之陽虛，則逆流而不降；肝脾之陽虛，則陷泄而不升。肺胃之逆，非無上熱，肝脾之陷，非無下熱，而究其根原，全緣於中下之濕寒。

艾葉和煦通暢，逐濕除寒，暖補血海，而調經絡。瘀澀既開，循環如舊，是以善於止血，而治瘡瘍。其諸主治，止吐衄便尿、胎產崩帶、淋瀝痔漏、刀箭跌損諸血，治發背、癰疽、疔毒、痔瘡、癧瘡、風癩、疥癬諸瘡，除咽喉、牙齒、眼目、心腹諸痛，滅皯䵟[1]，落贅疣，調胎孕，掃蟲䘌。

竈中黃土 味辛，入足太陰脾、足厥陰肝經。燥濕達木，補中

〔1〕皯（gǎn 桿）䵟（zèng 贈）《集韻》："皯䵟，面黑氣。"

攝血。

《金匱》黃土湯，竈中黃土半斤、甘草二兩、白术三兩、黃芩三兩、阿膠三兩、地黃三兩、附子三兩。治先便後血。以水寒土濕，乙木鬱陷而生風，疏泄不藏，以致便血。其下在大便之後者，是緣中脘之失統，其來遠也。黃土、术、甘，補中燥濕而止血，膠、地、黃芩，滋木清風而瀉熱，附子暖水驅寒而生肝木也。

下血之證，固緣風木之陷泄，而木陷之根，全因脾胃之濕寒。後世醫書，以爲腸風。風則有之，而過不在腸。至於脾胃濕寒之故，則絕無知者。愈用清風潤燥之劑，而寒濕愈增，則注泄愈甚。以至水泛火熄，土敗人亡，而終不悟焉。此其所以爲庸工也。

竈中黃土以濕土而得火化，最能燥濕而斂血。合术、甘以燥土，附子以煖水，膠、地以清風，黃芩以瀉熱，下血之法備矣。蓋水寒則土濕，土濕則木鬱，木鬱則風生，風生則血泄。水暖而土燥，土燥而木達，木達而風靜，風靜而血藏，此必然之理也。

足太陰以濕土主令，辛金從令[1]化氣而爲濕，手陽明以燥金主令，戊土從令[1]化氣而爲燥，失血之證，陽明之燥衰，太陰之濕旺也。柏葉燥手太陰、足陽明之濕，故止吐血，燥則氣降而血斂，黃土燥手陽明、足太陰之濕，故止下血，燥則氣升而血收也。

其諸主治，止吐衄、崩帶、便尿諸血，傅發背、癰疽、棍杖諸瘡。

新絳　味平，入足厥陰肝經。行經脈而通瘀濇，斂血海而止崩漏。

《金匱》旋覆花湯方在旋覆花。用之治婦女半產漏下，以其斂血而止漏泄也。

新絳利水滲濕，濕去則木達而血升，故能止崩漏。其諸主治，止崩漏、吐衄、泄痢諸血，諸血證皆緣土濕，以中氣濕鬱，故上溢而下泄也。除男子消渴，消渴，厥陰風木之病，亦緣太陰土濕。通產後淋瀝。

止血，燒灰存性，研用。消渴、淋瀝，煮湯，溫服。

〔1〕今　原均脱，諸本均同，據《四聖心源》卷二六氣從化、本氣衰旺、太陰濕土、陽明燥金諸章補。

　　馬通　味辛,溫,入足厥陰肝經。最能斂氣,長於止血。

　　《金匱》柏葉湯方在柏葉。用之治吐血不止,以其斂氣而收血也。

　　白馬通性善攝血,其諸主治,專止吐衄崩漏諸血。

　　王不留行　味苦,入足厥陰肝經。療金瘡而止血,通經脈而行瘀。

　　《金匱》王不留行散,王不留行十分、蒴藋細葉十分、桑東南根白皮十分、甘草一分[1]、厚朴十分[2]、川椒三分、乾薑二分、黃芩二分、芍藥二分。治病金瘡。以金瘡失血,溫氣外亡,乙木枯槁,風燥必動。甘草培其中氣,厚朴降其濁陰,椒、薑補溫氣而暖血,芩、芍清乙木而息風,蒴藋化凝而行瘀,桑根、王不留行,通經而止血也。

　　王不留行通利經脈,善治金瘡而止血。其諸主治,止鼻血,下乳汁,利小便,出諸刺,消發背癰疽。

　　八月八日採苗,陰乾百日用。

　　桂枝　味甘、辛,氣香,性溫,入足厥陰肝、足太陽膀胱經。入肝家而行血分,走經絡而達營鬱,善解風邪,最調木氣,升清陽脫陷,降濁陰衝逆,舒筋脈之急攣,利關節之壅阻,入肝膽而散遏抑,極止痛楚,通經絡而開痹澀,甚去濕寒,能止奔豚,更安驚悸。

　　《傷寒》桂枝湯,桂枝三兩[3]、芍藥三兩、甘草二兩、大棗十二枚、生薑三兩。治太陽中風,頭痛發熱,汗出惡風。以營性發揚,衛性斂閉,風傷衛氣,泄其皮毛,是以汗出。風愈泄而衛愈斂,鬱遏營血,不得外達,是以發熱。甘草、大棗,補脾精以滋肝血,生薑調藏府而宣經絡[4],芍藥清營中之熱,桂枝達營氣之鬱也。

　　桂枝人參湯,桂枝四兩,人參、白术、炙甘草、乾薑各三兩。治太陽傷

────────────

〔1〕一分　諸本均同,《金匱懸解》卷十九、《金匱要略·瘡癰腸癰浸淫病脈證并治》均作“十八分”。

〔2〕十分　諸本均同,《金匱懸解》卷十九、《金匱要略·瘡癰腸癰浸淫病脈證并治》均作“二分”。

〔3〕三兩　原作“二兩”,據集成本、石印本、《傷寒懸解》卷三、《傷寒論·辨太陽病脈證并治上》改。

〔4〕生薑調藏府而宣經絡　原脫,諸本均同,據《傷寒懸解》卷三釋文補。

寒，表證未解，而數下之，利下不止，心下痞鞕。以誤下傷其中氣，
己土陷下而爲泄，戊土逆上而爲痞，而表證猶存。人參湯理中氣之
紛亂，桂枝解表邪之怫鬱也。

桂枝甘草湯，桂枝四兩、甘草二兩。治太陽傷寒，發汗過多，叉手
自冒其心，心下悸動，欲得手按者。以陽亡土敗，木氣鬱勃，欲得手
按，以定撼搖，甘草、桂枝，培土以達木也。

桂枝加桂湯，桂枝五兩、芍藥三兩、甘草二兩、大棗十二枚、生薑三兩。
治太陽傷寒，燒鍼發汗，鍼處被寒，核起而赤，必發奔豚，氣從小腹
上衝心胸者。以汗後陽虛脾陷，木氣不達，一被外寒，閉其鍼孔，木
氣鬱動，必發奔豚。若氣從小腹上衝心胸，便是奔豚發矣。先灸其
鍼孔，以散其外寒，乃以桂枝加桂，疏乙木而降奔衝也。

凡氣衝心悸之證，皆緣水旺土虛，風木鬱動之故。苓桂朮甘湯，
方在茯苓。治太陽傷寒，吐下之後，心下逆滿，氣上衝胸。又發汗動
經，身爲振振搖者。《金匱》桂苓[1]五味甘草湯，桂枝四兩、茯苓四兩、
五味半升、甘草三兩。治痰飲咳逆，服小青龍湯後，方在麻黃。飲去咳止，
氣從少腹上衝胸咽者。與桂苓五味甘草，治其衝氣。防己黃芪湯，方在
防己。治風濕脈浮身重。氣上衝者，加桂枝三分。傷寒太陽病下
後，其氣上衝者，與桂枝加桂湯。茯苓桂枝甘草大棗湯[2]，方在茯苓。
治太陽傷寒汗後，臍下悸動，欲作奔豚者。《金匱》理中丸[3]，方在人
參。治霍亂吐利。若臍上築者，腎氣動也，去朮，加桂四兩。《傷寒》
四逆散，方在甘草。治少陰病，四逆。悸者，加桂五分。以足之三陰，
自足走胸，乙木生於癸水而長於己土，水寒土濕，脾氣鬱陷，乙木抑
遏，經氣不暢，是以動搖。其始心下振悸，枝葉之不寧也，及其根本
搖撼，臍下悸作，則木氣奔突，勢如驚豚，直衝於胸膈咽喉之間。桂

---

〔1〕苓　原作"枝"，據集成本、石印本、《金匱懸解》卷十四、《金匱要略·痰飲咳嗽病脈
　　證并治》改。

〔2〕茯苓桂枝甘草大棗湯　原作"苓桂甘草湯"，諸本均同，據《傷寒懸解》卷四、《傷寒
　　論·辨太陽病脈證并治中》改。

〔3〕《金匱》理中丸　諸本均同。"理中丸"，《金匱懸解》《金匱要略》均不載，載於《傷
　　寒懸解》卷十三、《傷寒論·辨霍亂病脈證并治》。《金匱》當作《傷寒》。

枝疏肝脾之鬱抑，使其經氣暢達，則悸安而衝退矣。

烏梅丸，方在烏梅。治厥陰病，氣上衝心，心中疼熱，食則吐蚘。以木鬱則蟲化，木[1]氣勃升，故衝擊而作痛。桂枝疏木達鬱，下衝氣而止心痛也。

《金匱》桂薑枳實湯，桂枝三兩、生薑三兩、枳實五兩。治心中懸疼，氣逆痞塞。以膽胃不降，心下痞塞，硋乙木上行之路，衝擊而生疼痛。枳、薑降濁而瀉痞，桂枝通經而達木也。

《外臺》柴胡桂枝湯，柴胡四兩，黃芩二兩半，半夏二合半，甘草一兩，芍藥兩半，大棗六枚，生薑、桂枝各一兩半，人參一兩半[2]。治心腹卒痛。以甲木鬱則上剋戊土，而爲心疼，乙木鬱則下剋己土，而爲腹疼。小柴胡補土而疏甲木，芍藥、桂枝，清風而疏乙木也。此本太陽少陽合病之方。少陽傷寒，肢節煩疼，微嘔，心下支結，是少陽之經證也，而外見發熱惡寒，是太陽之經證也，故以柴胡而加桂枝，雙解太少之經。然心腹疼痛之理，亦不外是也。

《金匱》桂甘[3]薑棗麻附細辛湯，桂枝三兩、甘草二兩、生薑三兩[4]、大棗十二枚、麻黃二兩、附子一枚、細辛三兩。治氣分，心下堅，大如盤，邊如旋杯。氣分，清陽之位，而濁氣痞塞，心下堅，大如盤，邊如旋杯，此下焦陰邪，逆填於陽位也。陰邪上逆，原於水旺而土虛，甘、棗補其土虛，附子溫其水寒，薑、桂、細辛，降其濁陰，麻黃瀉其滯氣也。

桂枝茯苓丸，桂枝、芍藥、丹皮、桃仁、茯苓等分。治妊娠，宿有癥病，胎動漏血。以土虛濕旺，中氣不健，胎姙漸長，與癥病相硋，中焦脹滿，脾無旋運之路，陷遏乙木，鬱而生風，疏泄失藏，以致血漏。木氣鬱衝，以致胎搖。茯苓瀉濕，丹皮、桃仁，破癥而消瘀，芍藥、桂枝，

---

〔1〕木　原作“怒”，諸本均同，音近之誤，據上下文義改。
〔2〕人參一兩半　原脫，諸本均同，據下文“小柴胡”、《金匱懸解》卷十七、《金匱要略·腹滿寒疝宿食病脈證治》補。
〔3〕甘　原作“枝”，據集成本、《金匱懸解》卷十、《金匱要略·水氣病脈證并治》改。
〔4〕生薑三兩　原脫，據閩本、蜀本、集成本補。

清風而疏木也。

桂枝芍藥知母湯，桂枝、白术、知母、防風各四兩、芍藥三兩，生薑五兩，麻黃、甘草、附子各二兩。治肢節疼痛，腳腫，身羸，頭眩，欲吐。以四肢稟氣於脾胃，中脘陽虛，四肢失養，濕傷關節，而生腫痛。濁陰阻格，陽不下濟，鬱升而生眩暈，逆行而作嘔吐。术、甘培土以障陰邪，附子溫下而驅濕寒，知母清上而寧神氣，桂、芍、薑、麻，通經而開痹塞也。

八味腎氣丸，方在地黃。治婦人轉胞，不得小便。男子虛勞腰痛，少腹拘急，小便不利。男子消渴，小便反多。以木主疏泄，職司水道，水寒土濕，木氣抑鬱，疏泄不遂，而愈欲疏泄。泄而弗暢，則小便不利，泄而失約，則小便反多，桂枝疏木以行疏泄也。其短氣有微飲者，宜從小便去之，苓桂术甘湯主之，腎氣丸亦主之，桂枝善行小便，是以並瀉水飲也。

桂枝附子湯，方在附子。治風濕相搏，骨節疼痛，小便不利。大便堅，小便利者，去桂，加术。便利而去桂者，木達而疏泄之令行也。

桂枝辛溫發散，入肝脾而行營血。風傷衛氣，衛閉而遏營血，桂枝通達經絡，瀉營鬱而發皮毛，故善表風邪。

肝應春，而主生，而人之生氣充足者，十不得一。即其有之，亦壯盛而不病，病者，皆生氣之不足者也。蓋木生於水而長於土，水溫土燥，陽氣升達，而後生氣暢茂。水寒土濕，生氣失政，於是滯塞而剋己土。以其生意不遂，故抑鬱而作賊也。肝病則燥澀湮瘀，經脈亦病。木中孕火，其氣本溫，溫氣存則菀遏而生風熱，溫氣少則風熱不作，純是濕寒。其濕寒者，生氣之衰，其風熱者，亦非生氣之旺，此肝病之大凡也。

桂枝溫散發舒，性與肝合，得之藏氣條達，經血流暢，是以善達肝鬱。經藏榮舒，而條風扇布，土氣鬆和，土木雙調矣。土治於中，則樞軸旋轉而木氣榮和，是以既能降逆，亦可升陷，善安驚悸，又止奔豚。至於調經開閉、疏木止痛、通關逐痹、活絡舒筋、噎塞疝痛之類，遺濁淋澀之倫，泄穢、吞酸、便血之屬，胎墜脱肛、崩中帶下之條，皆其所優爲之能事也。大抵雜證百出，非緣肺胃之逆，則因肝脾之陷，桂枝既宜於逆，又宜於陷，左之右之，無不宜之，良功莫悉，殊效難詳。凡潤肝養血之藥，一得桂枝，化陰滯而爲陽和，滋培生氣，暢遂榮華，非羣藥所能及也。

去皮用。

羊肉　味苦，《素問》：羊肉、杏[1]、薤皆苦。氣羶，入足太陰脾、足厥陰肝經。溫肝脾而扶陽，止疼痛而緩急。

《金匱》當歸生薑羊肉湯方在當歸。用之治寒疝腹痛者。以水寒木枯，溫氣頹敗，陰邪凝結，則爲瘕疝，枯木鬱衝，則爲腹痛。羊肉暖補肝脾之溫氣，以消凝鬱也。治脇痛裏急者。以厥陰之經，自少腹而走兩脇，肝脾陽虛，乙木不達，鬱迫而生痛急，羊肉溫補肝脾之陽氣，以緩迫切也。治產後腹中疼痛者。產後血亡，溫氣脫泄，乙木枯槁，鬱剋己土，故腹中疼痛，羊肉補厥陰之溫氣，以達枯木也。治虛勞不足者。以虛勞不足，無不由脾肝之陽虛，羊肉補肝脾之陽氣，以助生機也。

羊肉淳濃溫厚，暖肝脾而助生長，緩迫急而止疼痛，大補溫氣之劑也。其諸主治，止帶下，斷崩中，療反胃，治腸滑，暖脾胃，起勞傷，消脚氣，生乳汁，補產後諸虛。

黃酒　味苦、辛，性溫，入足厥陰肝、足少陽膽經。行經絡而通痹塞，溫血脈而散凝瘀，善解凝鬱，最益肝膽。

《金匱》鱉甲煎丸，方在鱉甲。治久瘧結爲癥瘕，紅藍花酒，方在紅藍花[2]。治婦人諸風，腹中血氣刺痛並用之，以其通經而行血也。《傷寒》炙甘草湯[3]、方在甘草。當歸四逆加吳茱萸生薑湯、方在茱萸。《金匱》腎氣丸、方在地黃。赤丸、方在烏頭。薯蕷丸、方在薯蕷。大黃䗪蟲丸、方在大黃。小建中湯[4]、方在膠飴。當歸芍藥散、方在當歸。白

---

〔1〕杏　原作“香”，諸本均同，據《素問·藏氣法時論》改。

〔2〕紅藍花　原作“紅花”，諸本均同，據本卷紅藍花釋文、《金匱懸解》卷二十二、《金匱要略·婦人雜病脈證并治》改。

〔3〕湯　原脱，據下文諸方文例補。

〔4〕小建中湯　原作“膠飴湯”，諸本均同，據膠飴釋文、《金匱懸解》卷七、《金匱要略·血痹虛勞病脈證并治》改。

术散、方在白术。下瘀血湯、方在大黃。土瓜根散方在土瓜根。諸方皆用之，取其溫行藥力，引達經絡也。

黃酒辛溫升發，溫血脈而消寒澀，陽虛火敗，營衛冷滯者宜之。尤宜女子，故胎產諸方，多用黃酒。

苦酒　味酸、苦，性澀，入足厥陰肝經。理咽喉而消腫痛，瀉風木而破凝鬱。

《傷寒》苦酒湯，雞子一枚、去黃，半夏十四枚。苦酒浸內雞子壳中，火上三沸，去滓，少少含嚥之。不差，更作。治少陰病，咽中生瘡，聲不出者。以少陰之經，癸水與丁火同宮，彼此交濟，病則水下流而生寒，火上炎而生熱。手少陰之經挾咽，是以生瘡。金被火刑，故聲不出。苦酒破瘀而消腫，半夏降逆而驅濁，雞子白清肺而發聲也。

豬膽汁方方在豬膽。用之治津亡便鞕，以其斂津液而潤燥也。烏梅丸方在烏梅。用之治消渴吐蚘，以其斂風木而瀉肝也。《金匱》耆芍桂酒湯方在黃耆。用之治黃汗身腫，以其行營瘀而瀉熱也。

苦酒酸苦收濕[1]，善瀉乙木而斂風燥，破瘀結而消腫痛。其諸主治，破瘀血，化癥瘕，除痰涎，消癰腫，止心痛，平口瘡，傅舌腫，塗鼻衄。

芎藭　味辛，微溫，入足厥陰肝經。行經脈之閉濇，達風木之抑鬱，止痛切而斷泄利，散滯氣而破瘀血。

《金匱》白术散方在白术。用之養姙娠胎氣。心中痛者，倍加芎藭。當歸芍藥散，方在當歸。用之治姙娠腹中疼痛。膠艾湯，方在阿膠。用之治姙娠胞阻，漏血腹痛。奔豚湯，方在李根白皮。用之治奔豚，氣衝腹痛。以風木鬱衝，則氣阻而痛作，芎藭疏木而達鬱，散滯氣而止疼痛也。

溫經湯方在茱萸。用之治婦人帶下，瘀血在腹，腹滿裏急，下利不止。以其風木鬱陷，則血瘀而利生，芎藭疏木達鬱，破瘀血而止泄利也。

酸棗仁湯方在酸棗。用之治虛勞虛煩不眠，薯蕷丸方在薯蕷。用

─────────────

〔1〕濕　諸本均同，據上文"性澀"，疑係"澀"字之誤。

之治虛勞，風氣百病，當歸散方在當歸。用之治婦人姙娠諸病，皆以其疏木而達鬱也。

芎藭辛烈升發，善達肝鬱，行結滯而破瘀澀，止疼痛而收疏泄，肝氣鬱陷者宜之。其諸主治，癰疽發背、瘰癧癭瘤、痔漏疥癩諸瘡皆醫，口鼻、牙齒、便溺諸血皆止。

牡丹皮 味苦、辛，微寒，入足厥陰肝經。達木鬱而清風，行瘀血而瀉熱，排癰疽之膿血，化藏府之癥瘕。

《金匱》腎氣丸方在地黃。用之治消渴，小便反多。以肝木藏血而性疏泄，木鬱血凝、不能疏泄水道，風生而燥盛，故上爲消渴而下爲淋澀。及其積鬱怒發，一泄而不藏，則膀胱失約而小便不禁。丹皮行血清風，調通塞之宜也。

鱉甲煎丸方在鱉甲。用之治久瘧而爲癥瘕，桂枝茯苓丸方在桂枝。用之治姙娠宿有癥病，溫經湯方在茱萸。用之治帶下，瘀血在腹，大黃牡丹皮湯方在大黃。用之治腸癰膿成，其脈洪數，以其消癥瘀而排膿血也。

牡丹皮辛涼疏利，善化凝血而破宿癥，瀉鬱熱而清風燥。緣血統於肝，肝木遏陷，血脈不行，以致瘀澀而生風熱。血行瘀散，則木達風清，肝熱自退也。其諸主治，通經脈，下胞胎，清血熱，涼骨蒸，止吐衄，斷淋瀝，安撲損，續折傷，除癩風，消偏墜。

桃仁 味甘、苦、辛，入足厥陰肝經。通經而行瘀澀，破血而化癥瘕。

《傷寒》桃核承氣湯，桃仁五十枚，甘草、桂枝、芒硝各一兩，大黃四兩。治太陽傷寒，熱結膀胱，其人如狂，外證已解，但小腹急結者。太陽爲膀胱之經，膀胱爲太陽之府，太陽表證不解，經熱內傳，結於膀胱之府，血室瘀蒸，其人如狂，是宜攻下。若外證未解，不可遽下，俟其表熱汗散，但只小腹急結者，乃用下法。甘草補其中氣，桂枝、桃仁，行經脈而破凝瘀，芒硝、大黃，瀉鬱熱而下積血也。

抵當湯方在大黃。用之治血結膀胱，少腹鞕滿，《金匱》鱉甲煎丸方在鱉甲。用之治久瘧不愈，結爲癥瘕，大黃䗪蟲丸方在大黃。用之治虛勞腹滿，內有乾血，桂枝茯苓丸方在桂枝。用之治宿有癥病，

胎動下血，下瘀血湯方在大黃。用之治產婦腹痛，中有瘀血，大黃
牡[1]丹皮湯方在大黃。用之治腸癰膿成，其脈洪數，以其破癥瘀而
行膿血也。

桃仁辛苦滑利，通經行血，善潤結燥而破癥瘀。其諸主治，止
咳逆，平喘息，斷崩漏，殺蟲蠱，療心痛，醫腹痛，通經閉，潤便燥，消
心下堅積，止陰中腫癢，縮小兒癩疝，掃男子牙血。

泡去皮尖。

土瓜根　味苦，微寒，入足厥陰肝經。調經脈而破瘀濇，潤腸
燥而清陰癩。

《金匱》土瓜根散，土瓜根、䗪蟲、桂枝、芍藥等分。爲散，酒服方寸匕，
日進三服。治女子經水不利，一月再見，少腹滿痛者。以肝主藏血
而性疏泄，木鬱不能疏泄，血脈凝濇，故經水不利。木鬱風動而愈
欲疏泄，故一月再見。風木遏陷，鬱塞衝突，故少腹滿痛。從此鬱
盛而不泄，則病經閉，泄多而失藏，則病血崩。桂枝、芍藥，疏木而
清風，土瓜根、䗪蟲，破瘀而行血也。又治陰門癩腫者，以其行血而
達木也。肝氣鬱陷，則病癩腫。又導大便結者，以其瀉熱而潤燥也。
陽明傷寒，自汗出，小便利，津液內竭、而便鞕者，當須自欲大便，蜜煎導而通
之，土瓜根、猪膽汁皆可爲導。《肘後方》：土瓜根汁，入少水，內筒，吹入肛門
內，取通。

土瓜根苦寒滑利，善行經脈，破瘀行血，化癖消癥。其諸主治，
通經閉，下乳汁，消瘰癧，散癩腫，排膿血，利小便，滑大腸，療黃疸，
墜胎孕。

葓蘼　味酸，微涼，入足厥陰肝經。行血通經，消瘀化凝。

《金匱》王不留行散方在王不留行。用之治病金瘡，以其行血而
消瘀也。

葓蘼辛涼清利，善行凝瘀，而通血脈。其諸主治，療水腫，逐濕
痹，下癥塊，破瘀血，洗隱疹風瘙，傅腳膝腫痛。

七月七日採細葉，陰乾百日用。

---

〔1〕牡　原脫，諸本均同，據本書卷一大黃釋文、《金匱懸解》卷十九補。

乾漆 味辛，入足厥陰肝經。專通經脈，善破瘀癥。

《金匱》大黃䗪蟲丸方在大黃。用之治虛勞腹滿，內有乾血，以其化堅癥而破乾血也。

乾漆辛烈之性，善破瘀血，其力甚捷。而尤殺諸蟲，肝氣遏抑，血瘀蟲化者宜之。

炒枯存性，研細。

紅藍花 味辛，入足厥陰肝經。專行血瘀，最止腹痛。

《金匱》紅藍花酒，紅藍花一兩、酒一升。煎減半，分服。治婦人諸風，腹中血氣刺痛。肝主藏血，木鬱風動，肝血枯燥，鬱剋己土，則生疼痛。紅藍花行血而破瘀，黃酒溫經而散滯也。

紅藍花活血行瘀，潤燥止痛，最能疏木而清風。其諸主治，通經脈，消胕腫，下胎衣，開喉閉，甦血暈，吹聤耳。

敗醬 味苦，微寒，入足厥陰肝經。善破瘀血，最排癰膿。

《金匱》薏苡附子敗醬散方在薏苡。用之治腸癰脈數，以其排積膿而行瘀血也。

敗醬苦寒通利，善破瘀血而消癰腫，排膿穢而化癥瘕。其諸主治，止心痛，療腹疼，住吐衄，破癥瘕，催生產，落胎孕，收帶下，平疥癬，除翳膜，去努肉。敗醬即苦菜也。

鱉甲 味鹹，氣腥，入足厥陰肝、足少陽膽經。破癥瘕而消凝瘀，調癰疽而排膿血。

《金匱》鱉甲煎丸，鱉甲十二分、柴胡六分、黃芩三分、人參一分、半夏一分、桂枝三分、芍藥五分、阿膠三分、乾薑三分、大黃三分、厚朴三分、葶藶一分、石韋三分、瞿麥二分、赤硝十二分、桃仁二分、丹皮五分、烏扇三分、紫葳三分、蜣螂六分、鼠婦三分、蜂窠四分、䗪蟲五分。爲末，煅，灶下灰一斗，清酒一斛五斗，浸灰，候酒盡一半，入鱉甲，煎化，取汁，入諸藥中，煎爲丸，梧桐子大，空心服七丸，日進三服。治病瘧一月不差，結爲癥瘕。以寒濕之邪，客於厥陰少陽之界，陰陽交爭，寒熱循環。本是小柴胡加桂薑證，久而不解，經氣痞塞，結於脇下，而爲癥瘕，名曰瘧母。此瘧邪埋根，不可不急治之也。鱉甲行厥陰而消癥瘕，半夏降陽明而鬆痞結，柴胡、黃芩，清瀉少陽之表熱，人參、乾薑，溫補太陰之裏寒，此小柴胡之法也。桂枝、膠、芍，疏肝而潤風燥，此桂枝之法也。大黄、厚朴，瀉胃而清鬱煩，此承氣之法也。葶藶、石韋、瞿麥、赤硝，利水而泄濕，丹皮、桃仁、烏扇、紫葳、蜣蜋、鼠婦、蜂窠、䗪蟲，破瘀而消癥也。

升麻鱉甲湯方在升麻。用之治陽毒、陰毒，以其排膿穢而行血瘀也。

鱉甲化瘀凝，消癥瘕而排膿血。其諸主治，下奔豚，平腸癰，療沙淋，治經漏，調腰痛，傅脣裂，收口瘡不斂，消陰頭腫痛。

醋炙焦，研細用。

紫葳　味酸，微寒，入足厥陰肝經。專行瘀血，善消癥塊。

《金匱》鱉甲煎丸方在鱉甲。用之治病瘧日久，結爲癥瘕，以其行瘀而化癖也。

紫葳酸寒通利，破瘀消癥。其諸主治，通經脈，止淋瀝，除崩中，收帶下，平酒皶，滅風刺，治癲風，療陰瘡。紫葳即凌霄花。

䗪蟲　味鹹，微寒，入足厥陰肝經。善化瘀血，最補損傷。

《金匱》鱉甲煎丸方在鱉甲。用之治病瘧日久，結爲癥瘕，大黄䗪蟲丸方在大黄。用之治虛勞腹滿，內有乾血，下瘀血湯方在大黄。用之治産後腹痛，內有瘀血，土瓜根散方在土瓜根。用之治經水不利，少腹滿痛，以其消癥而破瘀也。

䗪蟲鹹寒疏利，專破癥瘀，兼補傷損。其諸主治，療折傷，續筋骨。

炒枯存性，研細用。

蜣蜋　味鹹，微寒，入足厥陰肝經。善破癥瘕，能開燥結。

《金匱》鱉甲煎丸方在鱉甲。用之治病瘧日久，結爲癥瘕，以其破癥而開結也。

炒枯存性，研細用。

鼠婦　味酸，微寒，入足厥陰肝經。善通經脈，能化癥瘕。

《金匱》鱉甲煎丸，方在鱉甲。用之治病瘧日久，結爲癥瘕，以其破血而消堅也。

炒枯存性，研細用。鼠婦，濕生蟲，在磚石下，形如蠹魚[1]。

蜂窠 味鹹，入足厥陰肝經。能化結鞕，善破堅積。

《金匱》鱉甲煎丸方在鱉甲。用之治病瘧日久，結爲癥瘕，以其消結而破堅也。

炒枯存性，研細用。

䗪蟲 味甘，微寒，入足厥陰肝經。善破瘀血，能化宿癥。

《金匱》抵當湯方在大黄。用之治血結膀胱，少腹鞕滿，大黄䗪蟲丸方在大黄。用之治虛勞腹滿，内有乾血，以其破瘀而消癥也。

䗪蟲苦寒，專破浮結之血，最墮胎孕。

炒枯，去翅足，研細用。

水蛭 味鹹、苦，微寒，入足厥陰肝經。善破積血，能化堅癥。

《金匱》抵當湯方在大黄。用之治血結膀胱，少腹鞕滿，大黄䗪蟲丸方在大黄。用之治虛勞腹滿，内有乾血，以其破堅而化積也。

水蛭鹹寒，善下沉積之血，最墮胎孕。

炒枯存性，研細用。

蠐螬 味鹹，微寒，入足厥陰肝經。能化瘀血，最消癥塊。

《金匱》大黄䗪蟲丸方在大黄。用之治虛勞腹滿，内有乾血，以其破瘀而化積也。

炒枯存性，研細用。

蜘蛛 味苦，微寒，入足厥陰肝經。能消偏墜，善治狐疝。

《金匱》蜘蛛散，蜘蛛十四枚、桂枝半兩、爲散，取八分匙，飲和，日再服。治狐疝，偏墜有大小，時時上下。以水寒木陷，氣鬱爲腫。出入無常，狀如妖狐。蜘蛛破瘀而消腫，桂枝疏木而升陷也。

炒枯存性，研細用。

雄黄 味苦，入足厥陰肝經。燥濕行瘀，醫瘡殺蟲。

《金匱》雄黄散，雄黄，爲末，筒瓦二枚合之，燒熏肛門。治狐惑蝕於肛者。以土濕木陷，鬱而生熱，化生蟲䘌，蝕於肛門，雄黄殺蟲而醫瘡也。

---

[1] 蠹魚 蟲名，常蛀食衣巾書帙。《長慶集·傷唐衢》："今日開篋看，蠹魚損文字。"

　　升麻鱉甲湯方在升麻。用之治陽毒、陰毒,以其消毒而散瘀也。

　　雄黃燥濕殺蟲,善治諸瘡。其諸主治,消腫痛,治瘡瘍,化瘀血,破癥塊,止泄痢,續折傷,避邪魅,驅蟲蛇。

　　鉛丹　味辛,入足少陽膽、足厥陰肝經。降攝神魂,鎮安驚悸。

　　《傷寒》柴胡加龍骨牡蠣湯方在龍骨。用之治少陽傷寒,胸滿煩驚,以其降逆而斂魂也。

　　鉛丹沉重降斂,寧神魂而安驚悸。其諸主治,療瘡瘍,去翳膜。

　　鉛粉　味辛,入足厥陰肝經。善止泄利,能殺蚘蟲。

　　《傷寒》豬膚湯方在豬膚。用之治少陰病,下利咽痛,以其止利而醫瘡也。甘草粉蜜湯方在甘草。用之治蚘蟲,吐涎心痛,以其燥濕而殺蟲也。

　　鉛粉燥澀之性,能殺蟲䘌而止滑溏。其諸主治,止諸血,療諸瘡,續折傷,染鬚髮。

黃耆　味甘，氣平，入足陽明胃、手太陰肺經。入肺胃而補氣，走經絡而益營，醫黃汗血痹之證，療皮水風濕之疾，歷節腫痛最效，虛勞裏急更良，善達皮腠，專通肌表。

《金匱》黃耆芍藥桂酒湯，黃耆五兩、芍藥三兩、桂枝三兩、苦酒一升。治黃汗身腫，發熱汗出而渴，汗沾衣，色黃如蘗汁，脈自沉者。以汗出入水，水從竅入，淫泆於經絡之間，阻其衛氣，壅而爲腫。衛氣不行，遏其營血，鬱而爲熱。脾爲己土，肌肉司焉，水氣浸淫，肌肉滋濕，營行經絡之中，遏於濕土之內，鬱熱薰蒸，化而爲黃。營秉肝氣，而肝司五色，入脾爲黃，營熱蒸發，衛不能閉，則開其皮毛，泄爲黃汗。緣營血閉遏，而木鬱風動，行其疏泄之令也。風熱消爍，津液耗傷，是以發渴。木氣遏陷，不得升達，是以脈沉。黃耆走皮毛而行衛鬱，桂枝走經絡而達營鬱，芍藥、苦酒，瀉營熱而清風木也。

桂枝加黃耆湯，桂枝三兩、芍藥三兩、甘草二兩、大棗十二枚、生薑三兩、黃耆二兩。治黃汗，兩脛自冷，腰髖弛痛，如有物在皮中，身疼重，煩躁，腰以上汗出，小便不利。以水在經絡，下注關節，外阻衛陽而內遏營陰。營遏木陷，溫氣淪鬱，內熱不宣，故兩脛自冷。風木鬱勃，經絡鼓盪，故腰髖弛痛，如有物在皮中。濕淫外束，故疼重煩躁。木陷而鬱於濕土，故小便不利。風升而開其孔竅，故腰以上汗出。水穀未消，中氣滿脹，營愈鬱而熱愈發，故食已則汗。暮而衛氣入陰，爲營氣所阻，不得內斂，故外泄皮毛而爲盜汗。營熱鬱隆，不爲

汗減，熱蒸血敗，不能外華皮膚，久而肌膚枯澀，必至甲錯。血肉
腐潰，必生惡瘡。甘、棗、生薑，補宣中氣，芍藥瀉營熱而清風木，
桂枝達營氣之鬱，黃耆行衛氣之鬱，助以熱粥而發微汗，經熱自隨
汗泄也。

黃耆桂枝五物湯，黃耆三兩、桂枝三兩、芍藥三兩、生薑六兩、大棗
十二枚[1]治血痹，身體不仁，狀如風痹，脈尺寸關上俱微，尺中小緊。
以疲勞汗出，氣蒸血沸之時，安臥而被微風，皮毛束閉，營血凝澀，
衛氣鬱遏，漸生麻痹。營衛阻梗，不能煦濡肌肉，久而枯槁無知，遂
以不仁。營衛不行，經絡無氣，故尺寸關上俱微。營遏木陷，鬱動
水內，而不能上達，故尺中小緊。大棗、芍藥，滋營血而清風木，薑、
桂、黃耆，宣營衛而行瘀澀，倍生薑者，通經而開痹也。

肝脾左旋，癸水溫升而化血，肺胃右轉[2]，丁火清降而化氣。
血司於肝，其在經絡則曰營，氣司於肺，其在經絡則曰衛。營行脈
中，爲衛之根，衛行脈外，爲營之葉。營衛周行，一日五十度，陰陽
相貫，如環無端。其流溢之氣，內漑藏府，外濡膝理。營衛者，氣血
之精華者也。二十二難：脈有是動、有所生病。是動者，氣也，所生
病者，血也。氣主煦之，血主濡之，氣留而不行者，氣先病也，血滯
而不濡者，血後病也。血陰而氣陽，陰靜而陽動，陰則內守，陽則
外散，靜則不闢，動則不闔。而衛反降斂，以其清涼而含陰魄，營
反溫升，以其溫煖而抱陽魂也。衛本動也，有陰以闔之，則動者化
而爲降斂，營本靜也，有陽以闢之，則靜者變而爲升發。然則血之
溫煖，氣煦之也，營之流行，衛運之也，是以氣有所動，則血病生
焉。氣冷而後血寒，衛梗而後營瘀，欲調血病，必益血中之溫氣，
欲調營病，必理營外之衛陽。衛氣者，逆則不斂，陷則不發，鬱則
不運，阻則不通，是營血受病之原也。黃耆清虛和暢，專走經絡，
而益衛氣。逆者斂之，陷者發之，鬱者運之，阻者通之，是變理衛

---

〔1〕枚　原脫，據集成本、石印本補。
〔2〕轉　原作"降"，諸本均同，據上文"肝脾左旋"、下文"丁火清降"、《四聖心源》卷
　　一改。

氣之要藥，亦即調和營血之上品。輔以薑、桂、芍藥之類，奏功甚捷，餘藥不及也。

五行之氣，涼則收而寒則藏，氣之清涼而收斂者，秉金氣也。黃耆入肺胃而益衛氣，佐以辛溫則能發，輔以酸涼則善斂，故能發表而出汗，亦能斂表而止汗。小兒痘病，衛為營閉，不得外泄，衛旺則發，衛衰則陷。陷而不發者，最宜參耆，助衛陽以發之。凡一切瘡瘍，總忌内陷，悉宜黃耆。

蜜炙用。生用微涼，清表斂汗宜之。

薯蕷　味甘，氣平，入足陽明胃、手太陰肺經。養戊土而行降攝，補辛金而司收斂，善息風燥，專止疏泄。

《金匱》薯蕷丸，薯蕷三十分、麥冬六分、桔梗五分、杏仁六分、當歸十分、阿膠七分、乾地黃十分、芍藥六分、芎藭六分、桂枝十分、大棗百枚爲膏、人參七分、茯苓五分、白术六分、甘草二十分、神麯十分、乾薑三分、柴胡五分、白斂二分、豆黃卷十分、防風六分。蜜丸，彈子大，空腹酒服一丸。治虛勞諸不足，風氣百疾。以虛勞之病，率在厥陰風木一經，厥陰風木，泄而不斂，百病皆生。肺主降斂，薯蕷斂肺而保精，麥冬清金而寧神，桔梗、杏仁，破壅而降逆，此所以助辛金之收斂也。肝主升發，歸、膠滋肝而養血，地、芍潤木而清風，芎藭、桂枝，疏鬱而升陷，此所以輔乙木之升發也。升降金木，職在中氣，大棗補己土之精，人參補戊土之氣，苓、术、甘草，培土而瀉濕，神麯、乾薑，消滯而驅寒，此所以理中而運升降之樞也。賊傷中氣，是惟木邪，柴胡、白斂，瀉火而疏甲木，黃卷、防風，燥濕而達乙木，木靜而風息，則虛勞百病瘳矣。

陰陽之要，陽密乃固，陰平陽祕，精神乃治，陰陽離決，精氣[1]乃絕。《素問》語。四時之氣，木火司乎生長，金水司乎收藏，人於秋冬之時，而行收藏之政，寶澀精神，以祕陽根，是謂聖人。下此於蟄藏之期，偏多損失，坎陽不密，木鬱風生，木火行疏泄之令，金水無

────────

〔1〕氣　原作"神"，諸本均同，據《素問懸解·生氣通天論》、王注本《素問·生氣通天論》改。

封閉之權，於是驚悸、吐衄、崩帶、淋遺之病，種種皆起。是以虛勞之證非一，無不成於乙木之不謐，始於辛金之失斂。究之總緣於土敗，蓋坎中之陽，諸陽之根，坎陽走泄，久而癸水寒增，己土濕旺，脾不能升而胃不能降，此木陷金逆所由來也。法當溫燥中脘，左達乙木而右斂辛金。薯蕷之性，善入肺胃而斂精神，輔以調養土木之品，實虛勞百病之良藥也。

五味子　味[1]酸、微苦、鹹，氣澀，入手太陰肺經。斂辛金而止咳，收庚金而住泄，善收脫陷，最下衝逆。

《傷寒》小青龍湯，方在麻黃。治太陽傷寒，心下有水氣，乾嘔，發熱而咳。用五味、乾薑、細辛，斂肺降逆，以止咳嗽。

小柴胡湯，方在柴胡。治少陽傷寒。若咳者，去人參、大棗、生薑，加五味、乾薑。真武湯，方在茯苓。治少陰病，內有水氣，腹痛下利。若咳者，加五味半升[2]，細辛、乾薑各一兩。四逆散，方在甘草。治少陰病，四逆。咳者，加五味、乾薑各五分，並主下利。《金匱》厚朴麻黃湯方在厚朴、射干麻黃湯方在射干並用之，以治咳嗽。小青龍湯，治痰飲咳逆，飲去咳止，氣從少腹上衝胸咽者，以桂苓五味甘草湯治其氣衝。咳嗽衝逆者，辛金之不斂也，泄利滑溏者，庚金之不斂也。五味酸收澀固，善斂金氣，降辛金之上衝而止咳逆，升庚金之下脫而止滑泄，一物而三善備焉。金收則水藏，水藏則陽秘，陽秘則上清而下溫，精固而神寧，是亦虛勞之要藥也。

訶黎勒　味酸、微苦，氣澀，入手陽明大腸、手太陰肺經。收庚金而住泄，斂辛金而止咳，破壅滿而下衝逆，疏鬱塞而收脫陷。

《金匱》訶黎勒散，訶黎勒十枚。爲散，粥飲和，頓服。治氣利。以肝脾鬱陷，二氣凝塞，木鬱風動，疏泄失藏，而爲下利。利則氣阻而痛澀，是爲氣利。訶黎勒行結滯而收滑脫也。

腸陷而爲利者，清氣滯塞而不收也，肺逆而爲咳者，濁氣壅塞而不斂也。訶黎勒苦善瀉而酸善納，苦以破其壅滯，使上無所格而

---

〔1〕味　原脫，據閩本、蜀本、集成本、本書前後文例補。

〔2〕升　原作“斤”，據集成本、石印本、《傷寒論·辨少陰病脈證并治》改。

下無所砬，酸以益其收斂，使逆者自降而陷者自升，是以咳利俱止也。其治胸滿心痛，氣喘痰阻者，皆破壅降逆之力，其治崩中帶下，便血墮胎者，皆疏鬱升陷之功也。

白前 味甘、辛，入手太陰肺經。降衝逆而止嗽，破壅塞而清痰。

《金匱》澤漆湯方在澤漆。用之治脈沉之咳，是緣水氣之裏衝，非由風邪之外閉，澤漆治其水氣，白前降衝逆而驅痰飲也。

白前善降胸脅逆氣，心肺凝痰，嗽喘衝阻，呼吸壅塞之證，得之清道立通，濁瘀悉下。宜於補中之劑並用，乃效。

細辛 味辛，溫，入手太陰肺、足少陰腎經。降衝逆而止咳，驅寒濕而蕩濁，最清氣道，兼通水源。

《傷寒》小青龍湯，方在麻黃。治太陽傷寒，心下有水氣，乾嘔，發熱而咳。用細辛、乾薑、五味，降逆斂肺，以止咳嗽。《金匱》以治痰飲，咳逆倚息。飲去咳止，氣從少腹上衝胸咽，用桂苓五味甘草，治其氣衝。衝氣既低，而反更咳胸滿者，用桂苓五味甘草去桂加乾薑細辛，方在乾薑。治其咳滿。《傷寒》真武湯，方在茯苓。治少陰病，內有水氣，腹痛下利。若咳者，加五味半升[1]，細辛、乾薑各一兩。是皆小青龍之法也。

《金匱》厚朴麻黃湯方在厚朴、射干麻黃湯方在射干皆用之，以治咳而下寒者。

麻黃附子細辛湯方在麻黃、麻辛附子湯[2]方在桂枝、大黃附子湯方在大黃、赤丸方在烏頭、烏梅丸方在烏梅皆用之，以治寒氣之衝逆也。

防己黃耆湯方在防己治風濕脈浮身重。氣衝者，加桂枝三分，下有陳寒者，加細辛三分。風木衝逆，則用桂枝，寒水衝逆，則用細辛，此治衝逆之良法也。

肺以下行為順，上行則逆，逆則氣道壅阻，而生咳嗽。咳嗽之證，由於肺金不降，收氣失政，刑於相火。其間非無上熱，而其所以

---

〔1〕升　原作“斤”，據集成本、石印本、《傷寒論·辨少陰病脈證并治》改。

〔2〕麻辛附子湯　據本書卷二桂枝釋文，係指“桂甘薑棗麻附細辛湯”。

不降者,全因土濕而胃逆。戊土既濕,癸水必寒,水寒土濕,中氣不運,此肺金咳逆之原也。

當火炎肺熱之時,而推其原本,非緣寒氣衝逆,則由土濕堙塞,因而水飲停瘀者,十居七八。然則上熱者,咳嗽之標,水飲濕寒者,咳嗽之本也。

外感之咳,人知風寒傷其皮毛,而不知水飲濕寒,實傷其府藏。蓋濁陰充塞,中氣不運,肺金下達之路既梗,而孔竅又闔,裏氣愈阻,肺無泄竅,是以宗氣壅迫,衝逆而爲咳。若使裏氣豁通,則皮膚雖閉,而內降有路,不至於此也。

細辛溫燥開通,利肺胃之壅阻,驅水飲而逐濕寒,潤大腸而行小便,善降衝逆,專止咳嗽。其諸主治,收眼淚,利鼻壅,去口臭,除齒痛,通經脈,皆其行鬱破結,下衝降逆之力也。

射干　味苦,微寒,入手太陰肺經。利咽喉而開閉塞,下衝逆而止咳嗽,最清胸膈,善掃瘀濁。

《金匱》射干麻黃湯,射干十二枚、紫苑三兩、款冬三兩、五味半升[1]、細辛三兩、半夏半升、生薑四兩、大棗七枚、麻黃四兩。治咳而上氣,喉中如水雞聲。以風寒外閉,皮毛不泄,肺氣鬱迫,逆而上行,喉竅窄狹,泄之不及,以致呼吸閉塞,聲如水雞。射干、紫苑、款冬、五味、細辛、生薑、半夏,下衝逆而破壅塞,大棗補其裏,麻黃瀉其表也。

氣通於肺,內司呼吸而外主皮毛,皮毛雖閉,而內有下行之路,不至堵塞如是。是其平日土濕胃逆,濁氣升隔,肺之降路不甚清通。一被外感,皮毛束閉,裏氣愈阻,內不能降而外不能泄,是以逆行而上衝,塞於咽喉,此即傷風齁喘之證。當飲食未消之際,水穀鬱遏,中氣脹滿,故呼吸閉塞,迫急非常也。不降裏陰,則胸膈莫容,不泄表寒,則經絡終鬱。射干降逆開結,善利肺氣,麻黃外散其風寒,使經絡鬆暢,則裏氣不迫。射干內降其衝逆,使咽喉清虛,則表氣不壅,表邪外解而裏陰下達,停痰宿水,積濕凝寒,皆從水道注泄而下,根株斬滅矣。

---

〔1〕升　原作"斤",據蜀本、集成本、《金匱要略·肺痿肺癰咳嗽上氣病脈證治》改。

其諸主治，通喉痺，開胸滿，止咽痛，平腹脹，瀉肺火，潤腸燥，行積痰，化瘀血，下經閉，消結核，破癥瘕，除瘧母。鱉甲煎丸，方在鱉甲。用之以治瘧母，烏扇即射干也。下衝破結，是其長也。

紫苑 味苦、辛，入手太陰肺經。降氣逆而止咳，平息賁而止喘。

《金匱》射干麻黃湯方在射干。用之治咳而上氣，以其清肺而降逆也。

紫苑清金潤肺，止咳定喘，而兼善斂血。勞嗽吐血之證，因於肺逆而不斂，肺氣清降，則血自斂矣。其他主治，開喉痺，通小便，定喘促，破息賁，止吐血，住便血，療肺癰，行膿血，皆清金降逆之力也。

款冬花 味辛，氣溫，入手太陰肺經。降衝逆而止嗽喘，開痺塞而利咽喉。

《金匱》射干麻黃湯方在射干。用之治咳而上氣，喉中如水雞聲，以其開痺而止喘也。

款冬降逆破壅，寧嗽止喘，疏利咽喉，洗滌心肺，而兼長潤燥。肺逆則氣滯而津凝，故生煩躁。肺氣清降，濁瘀蕩掃，津液化生，煩燥自止。其諸主治，除肺癰膿血，去痰涕膠粘，開咽喉喘阻，潤胸膈煩燥，皆去濁還清之力也。

杏仁 味甘、苦，入手太陰肺經。降衝逆而開痺塞，瀉壅阻而平喘嗽，消皮膚之浮腫，潤肺腸之枯燥，最利胸膈，兼通經絡。

《金匱》茯苓杏仁甘草湯，茯苓三兩、杏仁五十個、甘草一兩。治胸中痺塞，短氣。以土濕胃逆，濁氣衝塞，肺無降路，是以短氣。茯苓瀉濕而消滿，杏仁破壅而降逆，甘草補中而培土也。薯蕷丸、方在薯蕷。文蛤湯、方在文蛤。厚朴麻黃湯，方在厚朴。皆用之以降逆也。

《傷寒》麻黃湯，方在麻黃。治太陽傷寒，惡風，無汗而喘者，麻杏甘石湯，方在麻黃。治太陽傷寒，汗下後，汗出而喘者，桂枝加厚朴杏子湯，方在厚朴。治太陽中風，下後表未解而微喘者，小青龍湯，方在麻黃。治太陽傷寒，心下有水氣，若喘者，去麻黃，加杏仁半升，皆用之以治喘也。

苓甘五味薑辛半夏加杏仁湯，茯苓四兩、甘草三兩、五味半升、乾薑三兩、細辛三兩、半夏半升、杏仁半升。治支飲嘔冒，飲去嘔止，其人形腫者。以經氣壅滯則爲腫,杏仁利氣而消滯也。麻杏薏甘湯方在麻黄。用之以瀉表氣之滯,礬石丸、方在礬石。大陷胸丸方在大黄。用之以瀉裏氣之滯也。麻仁丸、方在麻仁[1]。大黄䗪蟲丸方在大黄。用之以潤燥也。

肺主藏氣,降於胸膈而行於經絡,氣逆則胸膈閉阻,而生喘咳。藏病而不能降,因以痞塞,經病而不能行,於是腫痛。杏仁疏利開通,破壅降逆,善於開痹而止喘,消腫而潤燥,調理氣分之鬱,無以易此。其諸主治,治咳逆,療失音,止咯血,斷血崩,殺蟲䘌,除黶[2]刺,開耳聾,去目翳,平努肉,消停食,潤大腸,通小便。種種功效,皆其降濁消鬱之能事也。

薤白 味辛,氣温,入手太陰肺、手陽明大腸經。開胸痹而降逆,除後重而升陷,最消痞痛,善止滑泄。

《金匱》栝蔞薤白白酒湯、栝蔞薤白半夏湯、二方在栝蔞。枳實薤白桂枝湯方在枳實。並用之,治胸痹心痛,以其破壅而降逆也。

《傷寒》四逆散,方在甘草。治少陰病,四逆。泄利下重者,加薤白三升,以其行滯而升陷也。

肺病則逆,濁氣不降,故胸膈痹塞,腸病則陷,清氣不升,故肛門重墜。薤白辛温通暢,善散壅滯,辛金不至上壅,故痹者下達而變沖和,庚金不至下滯,故重者上達而化輕清。其諸主治,斷泄痢,除帶下,安胎姙,散瘡瘍,療金瘡,下骨哽[3],止氣痛,消咽腫,緣其條達凝鬱故也。

桔梗 味苦、辛,入手太陰肺經。散結滯而消腫鞕,化凝鬱而排膿血,療咽痛如神,治肺癰至妙,善下衝逆,最開壅塞。

《傷寒》桔梗湯,桔梗二兩、甘草二兩。治少陰病,咽痛者。以少

---

〔1〕麻仁 原作"麻黄",據閩本、蜀本、集成本、石印本改。

〔2〕黶 原作"痦",諸本均同,考字書無"痦"字,據《黄帝内經素問·生氣通天論》《素問懸解·生氣通天論》改。

〔3〕哽 通"鯁、梗"。《後漢書·明帝紀》:"祝哽在前",《漢書·賈山傳·至言》作"祝鯁在前"。《正韻》:"哽與梗同。"

陰腎脈，循喉嚨而挾舌本，少陰心脈，挾咽而繫目系，少陰病則癸水上衝，丁火不降，鬱熱摶結而生咽痛，桔梗開衝塞而利咽喉，生甘草瀉鬱熱而緩迫急也。通脈四逆湯，方在甘草。治少陰病，下利脈微。咽痛者，去芍藥，加桔梗一兩，亦此法也。《金匱》以治肺癰咳而胸滿，振寒脈數，咽乾不渴，時出濁唾腥臭，久而吐膿如米粥者。以肺氣壅塞，濕熱淫蒸，濁瘀腐敗，化而爲膿。桔梗破壅塞而行腐敗，生甘草瀉鬱熱而清肺金也。

二白散，桔梗三分、貝母三分、巴豆一分。爲散，白飲和服。治太陽中風，寒實結胸。以經病未解，而水土濕寒，乃以冷水潠灌，愈閉其表。寒濕鬱動，逆衝清道，與膈上之陽，兩相隔拒，寒熱逼迫，痞結不開。桔梗、貝母，清降其虛熱，巴豆溫下其濕寒，結散鬱開，腐敗難容，在上則湧吐而出，在下則泄利而去矣。《外臺》以治肺癰者，排決膿瘀，令其吐泄而下，肺府清空，正氣續復，不使養癰以貽禍也。

《金匱》排膿湯，桔梗三兩、甘草二兩、大棗十枚、生薑二兩。以瘡疽膿鞕，必當排而行之，使腫消而膿化。而死肌腐化，全賴中氣，甘、棗培補脾精，生薑和中而行氣，桔梗消結而化膿也。

排膿散，桔梗二分、芍藥六分、枳實十六枚。爲散，雞子黃一枚，以散數錢揉均[1]，飲和服之，日一服。以瘡疽膿成，必當排而決之，使腐去而新生。而膿瘀既瀉，營血必傷，桔梗行其凝瘀，枳實逐其腐敗，芍藥清肝風而涼營，雞子黃補脾精而養血也。

薯蕷丸、方在薯蕷。竹葉湯方在竹葉。並用之，以降肺氣之逆也。

桔梗苦瀉辛通，疏利排決，長於降逆而開結，消瘀而化凝，故能清咽喉而止腫痛，療瘡疽而排膿血。其諸主治，清頭面，理目痛，通鼻塞，療口瘡，止氣喘，平腹脹，調痢疾，破血瘀，皆降逆疏壅之力也。

橘皮 味辛、苦，入手太陰肺經。降濁陰而止嘔噦，行滯氣而瀉鬱滿，善開胸膈，最掃痰涎。

―――――――――

〔1〕均 通“勻”。《説文》：“勻，一曰均也。”

　　《金匱》橘皮湯橘皮四兩、生薑八兩。用以治乾嘔噦，而手足厥者。以胃土上逆，濁氣熏衝，故生嘔噦。中氣堙鬱，不能四達，故手足厥冷。橘皮破壅塞而掃瘀濁，生薑降衝逆而行凝滯也。

　　橘皮竹茹湯，橘皮二斤[1]、竹茹二升、生薑半斤、甘草五兩、人參一兩、大棗三十枚。治噦逆者。以土衰胃逆，濁陰不降，甘、棗、人參，補中氣以培土，橘、薑、竹茹，降濁陰而行滯也。

　　橘枳生薑湯，橘皮一斤[2]、生薑半斤、枳實三兩。治胸中痞塞，短氣。以胃土逆升，濁氣痞塞，肺無降路，是以短氣。橘、薑破壅塞而降濁陰，枳實瀉痞滿而掃瘀腐也。《外臺》茯苓飲[3]，方在茯苓。即於橘枳生薑湯加參、朮、茯苓，以治痰飲，補瀉並行，可謂妙矣。

　　橘皮辛散之性，疏利通暢，長於降濁止嘔，行滯消痰，而和平條達，不至破氣而損正，行鬱理氣之佳藥也。其諸主治，療吹奶，調奶癰，除疝瘕，消癥瘕，行膠痰，磨宿穀，利小便，通大腸，理嘈雜，治淋痢，下魚骨鯁，殺寸白蟲，總緣善行滯氣也。

　　皂莢　味辛、苦，澀，入手太陰肺經。降逆氣而開壅塞，收痰涎而滌垢濁，善止喘咳，最通關竅。

　　《金匱》皂莢丸，皂莢六兩。去皮，酥炙，蜜丸梧子大，棗膏和湯服三丸，日夜四服。治咳逆上氣，時時唾濁，但坐不得眠。以肺胃逆升，濁氣鬱塞，涎沫膠粘，下無泄路，故時時上唾。身臥則氣道愈阻，彌增壅悶，故但坐不得眠。皂莢開閉塞而洗痰涎，通氣道而降衝逆也。

　　皂莢辛烈開衝，通關透竅，搜羅痰涎，洗蕩瘀濁，化其粘聯。膠熱之性，失其根據，攀附之援，藏府莫容，自然外去，雖吐敗濁，實非湧吐之物也。其諸主治，開口噤，通喉痹，吐老痰，消惡瘡，熏久痢

〔1〕斤　原作"升"，據閩本、蜀本、《金匱懸解》卷十三、《金匱要略·嘔吐噦下利病脈證治》改。
〔2〕斤　原作"升"，據閩本、蜀本、《金匱懸解》卷十六、《金匱要略·胸痹心痛短氣病脈證治》改。
〔3〕飲　原作"散"，據閩本、蜀本、集成本、本書卷四茯苓釋文改。

脫肛，平婦人吹乳，皆其通關行滯之效也。

白酒 味辛，氣溫，入手太陰肺經。開胸膈之痹塞，通經絡之凝瘀。

《金匱》栝蔞薤白白酒湯、栝蔞薤白半夏湯二方在栝蔞。並用之，以治胸痹心痛，以其開瘀而消滯也。

酒性辛溫宣達，黃者重濁而走血分，白者輕清而走氣分，善開閉塞而行經絡，暖寒滯而止痛楚，故能治胸痹。

今之燒酒，與此證甚宜，用以代之，效更捷也。

葱白 味辛，氣溫，入手太陰肺經。回藏府之利泄，起經脈之芤減，發達皮毛，宣揚鬱遏。

《傷寒》白通湯，葱白四莖、乾薑一兩、生附子一枚。治少陰病，下利。以寒水侮土，清氣下陷，而爲泄利，薑、附溫水土之寒，葱白升清氣之陷也。

通脈四逆湯[1]，方在甘草。治少陰病，下利脈微。面色赤者，加葱九莖。以陽鬱不能外達，故面赤，加葱白以宣陽氣之鬱也。

《金匱》旋覆花湯，方在旋覆花。治婦人脈體芤減，用之以通經氣之鬱澀也。

葱白辛溫發散，升陷達鬱，行經發表，厥有功焉。其諸主治，下乳汁，散乳癰，消腫痛，止麻痹，療下血，熨便癃，通淋澀，調泄痢。

麻黃 味苦、辛，氣溫，入手太陰肺、足太陽膀胱經。入肺家而行氣分，開毛孔而達皮部，善瀉衛鬱，專發寒邪，治風濕之身痛，療寒濕之脚腫，風水可驅，溢飲能散。消咳逆肺脹，解驚悸心忡。

《傷寒》麻黃湯，麻黃三兩、桂枝二兩、甘草一兩、杏仁七十枚。治太陽傷寒，頭痛惡寒，無汗而喘。以衛性斂閉，營性發揚，寒傷營血，閉其皮毛，是以無汗。肺氣壅遏，是以發喘。寒愈閉而營愈發，裹束衛氣，不得外達，是以惡寒。甘草保其中氣，桂枝發其營鬱，麻黃瀉其衛閉，杏仁利其肺氣，降逆而止喘也。

---

〔1〕湯 原作"散"，諸本均同，據《傷寒懸解》卷十一、《傷寒論·辨少陰病脈證并治》改。

大青龍湯，麻黃六兩、桂枝二兩、杏仁五十個[1]、甘草二兩、生薑三兩、大棗十二枚、石膏如雞子大。治太陽中風，脈緊身痛，發熱惡寒，煩躁無汗。以風中衛氣，衛斂而風不能泄，是以無汗。遏閉營血，內熱鬱隆，是以煩躁。病雖中風，而證同傷寒，桂枝不能發矣。甘、棗補其脾精，桂枝發其營鬱，麻黃瀉其衛閉，杏、薑利肺壅而降逆氣，石膏清肺熱而退煩躁也。

小青龍湯，麻黃三兩、桂枝三兩、芍藥三兩、甘草二兩、半夏三兩、五味半升[2]、細辛三兩、乾薑三兩[3]。治太陽傷寒，心下有水氣，乾嘔，發熱而咳。以水飲中阻，肺胃不降，濁氣逆衝，故作嘔咳。甘草培其土氣，麻、桂發其營衛，芍藥清其經熱，半夏降胃逆而止嘔，五味、細辛、乾薑，降肺逆而止咳也。《金匱》以治痰飲咳逆倚息者。使水飲化氣，而隨汗泄，降以五味、薑、辛，咳逆自平也。又以大、小青龍，通治溢飲。以飲水流行，歸於四肢，不能化汗而外瀉，則水飲注積，遏阻衛氣，以致身體疼重。麻黃發汗，瀉其四末之集水也。

麻杏甘石湯，麻黃四兩、杏仁五十枚、甘草二兩、石膏半斤。治太陽傷寒，汗下後，汗出而喘，無大熱者。以經熱未達，表裏鬱蒸，故汗出而喘。麻黃瀉衛，甘草保中，杏仁降其逆氣，石膏清其鬱熱也。

麻黃附子細辛湯，麻黃二兩、附子一枚、細辛二兩。治少陰病，反發熱，脈沉者。以少陰脈沉而身反發熱，則裏寒已作而表寒未退。麻黃發其表寒，附子驅其裏寒，細辛降其陰邪也。

麻黃附子甘草湯，麻黃二兩、附子一枚、甘草二兩。治少陰病，得之二三日，無裏證者。以脈見沉細，經是少陰，而裏證未作，宜解表寒。麻黃輕發其表，附子重煖其裏，甘草培其中氣也。

麻黃升麻湯，麻黃二兩半、升麻一兩一分、萎蕤十八銖、石膏六銖、知母十八銖、當歸一兩一分、芍藥六銖、黃芩十八銖、桂枝六銖、茯苓六銖、白术

---

〔1〕杏仁五十個　原脱，據閩本、蜀本、集成本補。
〔2〕升　原作“斤”，據蜀本、《傷寒懸解》卷三、《傷寒論·辨太陽病脈證并治中》改。
〔3〕三兩　原作“二兩”，據蜀本、《傷寒懸解》卷三、《傷寒論·辨太陽病脈證并治中》改。

六銖、甘草六銖、乾薑六銖、天冬六銖[1]。治厥陰傷寒，大下後，咽喉不利，吐膿血，泄利不止者。以下後中氣寒濕，相火上逆，刑辛金而爲膿血，風木下陷，賊己土而爲泄利。薑、甘、苓、术，溫中燥土，知、膏、冬、蕤，清肺熱而生津，歸、芍、芩、桂，滋肝燥而升陷，升麻理其咽喉，麻黃瀉其皮毛也。

《金匱》麻杏薏甘湯，麻黃五錢、杏仁十枚、薏苡五錢、甘草一兩。治風濕發[2]熱身疼，日晡所劇。以汗出當風，閉其皮毛，汗熱鬱遏，淫溢竅隧，日晡濕動，應候而劇。甘草、薏苡，補土而燥濕，杏仁利氣而破壅，麻黃開竅而發汗也。

越婢湯，麻黃六兩、石膏半斤、甘草二兩、大棗十五枚、生薑三兩。治風水身腫，脈浮汗出，惡風。以汗出遇風，竅閉汗阻，淫溢經隧，壅遏衛氣，而爲浮腫。麻黃發皮毛而瀉水，石膏清肺金而瀉熱，甘、棗、生薑，補脾精而和中也。

麻黃附子湯，麻黃三兩、甘草一兩、附子一枚。即少陰麻黃附子甘草方，而分兩不同。治水病，脈沉小，屬少陰，虛腫者。以土弱陽飛，腎寒水脹，流溢經絡，而爲浮腫。甘草、附子，補土而暖腎，麻黃發表而瀉水也。

風濕與風水，皆汗爲風閉，而濕則未至成水，其證稍異。緣有內水，不但表寒，故多用麻黃。

肝司營血，中抱陽魂，其性溫暖而發散，肺司衛氣，內含陰魄，其性清涼而收斂。衛氣清斂，則孔竅闔而寒不能傷，泄之以風，竅開而汗出，衛氣失其收斂之性，故病中風，營血溫散，則孔竅開而風不能中，閉之以寒，竅合而汗收，營血失其發散之性，故病傷寒。但衛性收斂，風愈泄而衛愈斂，則遏閉營血而生裏熱，營性發散，寒愈閉而營愈發，則裏束衛氣而生表寒。以營血溫升，則化火而爲熱，衛氣清降，則化水而爲寒，營鬱而發熱，衛閉

---

〔1〕天冬六銖　原脫，據蜀本、集成本、《傷寒懸解》卷十二、《傷寒論·辨厥陰病脈證并治》補。

〔2〕發　原作“寒”，諸本均同，據《金匱懸解》卷四、《金匱要略·痓濕暍病脈證治》改。

而惡寒者，其性然也。風傷衛而營鬱，故用桂枝以瀉營，寒傷營而衛閉，故用麻黃以瀉衛。桂枝通達條暢，專走經絡而瀉營鬱，麻黃浮散輕颺，專走皮毛而瀉衛閉，竅開汗出，則營衛達而寒熱退矣。

麻黃發表出汗，其力甚大，冬月傷寒，皮毛閉塞，非此不能透發。一切水濕痰飲，淫溢於經絡關節之內，得之霍然汗散，宿病立失。但走瀉真氣，不宜虛家。汗去陽亡，土崩水泛，陰邪無制，乘機發作，於是筋肉瞤動，身體振搖，驚悸奔豚諸證風生。禍變非常，不可不慎！

蓋腎主五液，入心爲汗，非血不釀，非氣不醖，非水不變，非火不化。鼎沸而露滴者，水熱而氣暖也，身勞而出汗者，火動而血蒸也，汗出而溫氣發泄，是以戰慄而振搖。所謂奪汗者無血，奪血者無汗，以其溫氣之脫泄，非謂汗血之失亡。

陽者，陰之神魂，陰者，陽之體魄。體魄者，神魂之宮室，神魂者，宮室之主人。上士重其人而輕其宮，人存而宮亦修[1]，下士賤其主而貴其室，主亡而室亦壞矣。

煮去沫用。

根節止汗，發表去其根節，斂表但用根節。

蘇葉 味辛，入手太陰肺經。降衝逆而驅濁，消凝滯而散結。

《金匱》半夏厚朴湯方在半夏。用之治婦人咽中如有炙臠，以其降濁而散滯也。

蘇葉辛散之性，善破凝寒而下衝逆，擴胸腹而消脹滿，故能治咽中瘀結之證，而通經達脈，發瀉風寒，雙解中外之藥也。其諸主治，表風寒，平喘嗽，消癰腫，安損傷，止失血，解蟹毒。

栝蔞根 味甘、微苦，微寒，入手太陰肺經。清肺生津，止渴潤燥，舒痙病之攣急，解渴家之淋癃。

《金匱》栝蔞桂枝湯，栝蔞根三兩、桂枝三兩、芍藥三兩、甘草二兩、大棗十二枚、生薑三兩。治太陽痙病，其證備，身體强，几几然，脈沉遲

---

〔1〕修 《文選·西京賦》："修，善也。"此處假宮室而喻身體健康、强壯。

者。太陽之經，外感風寒，發汗太多，因成痙病。其證身熱足寒，頸強項急，頭搖口噤，背反張，面目赤。發熱汗出，而不惡寒者，是得之中風，名曰柔痙。以厥陰風木，藏血而主筋，筋脈苦[1]燥，曲而不伸，是以項強而背反。木枯風動，振蕩不寧，是以頭搖而齒齘。太陽行身之背，故病在脊背。此因汗多血燥，重感風邪，鬱其營氣，故病如此。甘、棗補脾精而益營血，薑、桂達經氣而瀉營鬱，芍藥、栝蔞，清風木而生津液也。

栝蔞瞿麥丸，栝蔞根三兩、薯蕷二兩、瞿麥一兩、茯苓三兩、附子一枚。治內有水氣，渴而小便不利者。陽衰土濕，寒水停留，乙木鬱遏，不能疏泄，故小便不利。木鬱風動，肺津傷耗，是以發渴。瞿麥、苓、附，瀉水而溫寒，薯蕷、栝蔞，斂肺而生津也。

栝蔞牡蠣散，栝蔞根、牡蠣等分。爲散，飲服方寸匕，日三服。治百合病，渴不差者。百合之病，肺熱津傷，必變渴證。津液枯燥，故渴久不止。栝蔞、牡蠣，清金斂肺，生津潤燥而止渴也。

小青龍湯，方在麻黃。治太陽傷寒，內有水氣，渴者，去半夏，加栝蔞根三兩，小柴胡湯，方在柴胡。治少陽傷寒，渴者，去半夏，加人參、栝蔞根，以其涼肅潤澤，清金止渴，輕清而不敗脾氣也。

清肺之藥，最爲上品，又有通達凝瘀，清利濕熱之長。其諸主治，下乳汁，通月水，醫吹奶，療乳癰，治黃疸，消囊腫，行撲損瘀血，理瘡瘍腫痛。

栝蔞實　味甘、微苦，微寒，入手太陰肺經。清心潤肺，洗垢除煩，開胸膈之痹結，滌涎沫之膠粘，最洗瘀濁，善解懊憹。

《金匱》栝蔞薤白白酒湯[2]，栝蔞實一枚、薤白三兩、白酒七升。治胸痹氣短，喘息咳唾，胸背疼痛，寸口脈沉而遲，關上小緊數。以胸膈痹塞，氣無降路，故喘息咳唾。逆衝胸背，而生痛楚。清道堙鬱，爰生煩熱。薤白、白酒，開擴其壅塞，栝蔞清滌其鬱煩也。

---

〔1〕苦　《類篇》：“苦，急也。”
〔2〕湯　原作“方”，諸本均同，據《金匱懸解》卷十六、《金匱要略·胸痹心痛短氣病脈證治》改。

栝蔞薤白半夏湯，栝蔞實一枚、薤白三兩、白酒一斗、半夏半升[1]。治胸痺不得臥，心痛徹背者。以胸膈痺塞，氣無降路，逼迫宮城，故心痛徹背。背者，胸之府也，氣不前降於腹，胸膈莫容，是以逆衝於脊背。薤白、白酒、半夏，破壅而降逆，栝蔞清滌其鬱煩也。

《傷寒》小陷胸湯，大栝蔞實一枚、半夏半升、黃連一兩。治小結胸，正在心下，按之則痛，脈浮滑者。太陽中風，表證未解，下之太早，經陽內陷，爲裏陰所拒，結於胸膈，心下滿痛，煩躁懊憹，脈沉而緊，是爲結胸。結之小者，濁氣衝塞，正在心下，其勢稍緩，非按不痛，脈則浮滑，未至沉緊。而陽氣鬱遏，亦生煩熱。半夏降其逆氣，黃連瀉其悶熱，栝蔞滌其鬱煩也。

小柴胡湯，方在柴胡。治少陽傷寒，胸中煩而不嘔者，去人參、半夏，加栝蔞實，以其清心而除煩也。

栝蔞實肅清涼潤，善解鬱煩，濁氣鬱蒸，涎沫粘聯，心緒煩亂，不可言喻者得之，肺府清潔，神氣慧爽。洗心滌肺之妙藥也。其諸主治，消咽痛，治肺痿，滌痰涎，止咳嗽，通乳汁，下胞衣，理吹奶，調乳癰，解消渴，療黃疸，通小便，潤大腸，斷吐血，收脫肛，平癭腫，醫瘡瘍。

麥冬　味甘，微涼，入手太陰肺、足陽明胃經。清金潤燥，解渴除煩，涼肺熱而止咳，降心火而安悸。

《金匱》麥門冬湯，麥冬半斤[2]、半夏一升[3]、粳米三合、人參二兩、甘草一兩、大棗十二枚[4]。治咳嗽，火逆上氣，咽喉不利。以肺胃上逆，相火刑金，麥冬、半夏，清金瀉火而降逆，甘、棗、參、粳，補中化氣而生津也。

---

〔1〕升　原作“斤”，據蜀本、集成本、《金匱懸解》卷十六、《金匱要略·胸痺心痛短氣病脈證治》改。

〔2〕半斤　諸本均同。《金匱懸解》卷十五、《金匱要略·肺痿肺癰咳嗽上氣病脈證治》均作“七升”。

〔3〕升　原作“斤”，諸本均同，據《金匱要略·肺痿肺癰咳嗽上氣病脈證治》改。

〔4〕枚　原脫，諸本均同，據《金匱懸解》卷十五、《金匱要略·肺痿肺癰咳嗽上氣病脈證治》補。

《傷寒》炙甘草湯方在甘草。用之治少陽傷寒，脈結代，心動悸者。以少陽相火不降，致累君火，逆升而生煩悸，麥冬清心而寧神也。

薯蕷丸、方在薯蕷。竹葉石膏湯方在竹葉。皆用之，以清金而潤燥也。

麥冬清涼潤澤，涼金瀉熱，生津除煩、澤枯潤燥之上品。然無益中虛肺熱之家，率因陽衰土濕，中氣不運，胃膽上逆，相火刑金，原非實熱之證。蓋土濕胃逆，則肺膽不得右降，以土者四象之中氣，轂[1]敗則軸折，輪輻不轉，自然之理。戊土上壅，濁氣填塞，肺膽無下降之路，此相火刑金之原也。金受火刑，失其清肅降斂之性，嗽喘吐衄，於是生焉。但服清潤，陰旺濕滋，中氣愈敗，胃土更逆，上熱彌增。是以虛勞淹滯，非無上熱，而清金潤肺之法，絕不能效，以救其標而傷其本也。此宜金土同醫，故仲景用麥冬，必與參甘同劑。麥冬而得人參，清金益氣，生津化水，霧露泛灑，心肺肅涼，洗滌煩燥之法，至爲佳妙也。其諸主治，安魂魄，除煩悸，療喉瘡，治肺痿，解消渴，平咳嗽，止吐衄，下痰飲，利水濕，消浮腫，下乳汁，通經水。

天冬 味苦，氣寒，入手太陰肺、足少陰腎經。清金化水，止渴生津，消咽喉腫痛，除咳吐膿血。

《傷寒》麻黃升麻湯方在麻黃。用之治厥陰傷寒，大下後，咽喉不利，吐膿血，泄利不止者，以其清火逆而利咽喉，療肺癰而排膿血也。

水生於金，金清則水生，欲生腎水，必清肺金。清金而生水者，天冬是也。庸工以地黃血藥，而滋腎水，不通極矣！蓋肺主化氣，氣主化水，肺中之氣，氤氳如霧，霧氣清降，化而爲水。其精液藏於腎而爲精，其渣滓滲於膀胱而爲尿。天暑衣厚，則表開而外泄，天寒衣薄，則表合而內注，汗尿一也，外內不同耳。而肺金化水，必因土燥，陽明庚金，燥氣司權，收斂戊土之濕，化而爲燥，胃氣右轉，肺氣清降，而水化焉。此如涼秋變序，白露宵零也。土濕則中鬱而胃

──────────

〔1〕轂（gǔ 谷） 車輪中間，車軸貫入處之圓木，藉以湊輻者。《説文》：“轂，輻所湊也。”

逆，肺金莫降，霧氣凝塞，淫蒸而化痰涎，水源絕矣。

天冬潤澤寒涼，清金化水之力，十倍麥冬，土燥水枯者，甚爲相宜。陽明傷寒之家，燥土賊水，腸胃焦涸，瘟疫斑疹之家，營熱内鬱，藏府燔蒸，凡此閉澀不開，必用承氣。方其燥結未甚，以之清金瀉熱，滋水滑腸，本元莫損，勝服大黃。又或瘡瘍熱盛，大便秘塞，重劑酒煎熱飲亦良。腎陰有盛而無衰，宜溫不宜補，土燥水枯之證，外感中止有此種，至於別經傷寒，此證甚少。若内傷雜病，率皆陰旺土濕，未有水虧者。土勝而水負則生，水勝而土負則死，天冬證絕不〔1〕偶見，未可輕服。其性寒滑濕濡，最敗脾胃而瀉大腸，陽虧陰旺，土濕便滑者，宜切忌之。久服不已，陽敗土崩，無有不死。後世庸工，以此殺人，不可勝數。凡肺痿肺癰，吐衄嗽喘，一切上熱之證，非土燥陽實者，概不宜此，用者慎之！其有水虧宜餌者，亦必制以滲利之味，防其助濕。土濕胃逆，痰涎淫生，愈服愈滋，而水源愈竭矣，是猶求水於陽燧〔2〕也。其諸主治，止咳逆，定喘促，愈口瘡，除腫痛，療肺痿，治肺癰，去痰涎，解消渴，利小便，滑大腸。

竹葉　味甘，微寒，入手太陰肺經。清肺除煩，涼金瀉熱。

《金匱》竹葉湯，竹葉一把、桔梗一兩、生薑五兩、附子一枚、葛根三兩、桂枝一兩、防風一兩、甘草一兩、人參一兩、大棗十五枚。治産後中風，發熱面赤，喘而頭痛。以産後中氣虛弱，陰陽不能交濟，肝脾易陷，肺胃易逆，陷則下寒，逆則上熱。風傷衛氣，衛斂而遏營血，上熱彌增，肺胃愈逆，故發熱面赤，喘而頭痛。肺胃愈逆而熱愈增，則肝脾益陷而寒益甚。竹葉、桔梗，涼肺而除煩，葛根、生薑，清肺而降逆，附子溫寒而暖水，桂、防燥濕而達木，甘、棗、人參，補中而培土也。

〔1〕不　無也。《詩·君子於役》：“不日不月。”
〔2〕陽燧　向日光取火之凹面銅鏡。《淮南子·覽冥》：“夫陽燧取火於日，方諸取露於月，天地之間，巧歷不能取其數。”

竹葉石膏湯，竹葉二把、石膏一斤[1]、麥冬一升[2]、粳米半升、人參三兩、甘草二兩、半夏半升。治大病差後，虛羸少氣，氣逆欲吐者。以病後中虛，胃逆欲吐，三陽不降，燥熱鬱發。竹葉、石膏、麥冬[3]，清金瀉熱而除煩，粳米、參、甘，補中化氣而生津，半夏降逆而止嘔也。

竹葉甘寒涼金，降逆除煩，瀉熱清上之佳品也。其諸主治，降氣逆，止頭痛，除吐血，療發黃，潤消渴，清熱痰，漱齒衄，洗脫肛。

竹茹　味甘，微寒，入手太陰肺、足陽明胃經。降逆止嘔，清熱除煩。

《金匱》竹皮大丸，竹茹二分，石膏二分，白薇一分、有熱二分，甘草七分，桂枝一分。棗肉和丸。治產婦乳子中虛，煩亂嘔逆。以乳婦產子未久，中氣尚虛，遇土鬱木賊之時，胃逆作嘔，爰生煩亂。竹茹降濁而止嘔，石膏、白薇，清金而除煩，甘草、桂枝，培土而達木也。

橘皮竹茹湯方在橘皮。用之治噦逆，以其降逆而驅濁也。

竹茹甘寒之性，善掃瘀濁而除嘔噦，清金斂肺，更其所長。其諸主治，除吐衄，止崩漏，治膈噎，療肺痿。

葳蕤　味甘，入手太陰肺經。清肺金而潤燥，滋肝木而清風。

《傷寒》麻黃升麻湯方在麻黃。用之治厥陰病，咽喉不利，吐膿血者。以金受火刑，葳蕤清金而潤燥也。

葳蕤和平滋潤，化氣生津，解渴除煩，清金利水，益氣潤燥。其諸主治，止消渴，通淋澀，潤皮膚，去黑䵟[4]，療目眥赤爛，治眼睛昏花。即玉竹。《三國志·華佗傳》：以漆葉青黏散方，授弟子樊阿，謂可服食長生。青黏即玉竹也。

百合　味甘、微苦，微寒，入手太陰肺經。涼金瀉熱，清肺除煩。

---

〔1〕斤　原作"兩"，諸本均同，據《傷寒懸解》卷十三、《傷寒論·辨陰陽易差後勞復病脈證并治》改。

〔2〕升　原作"斤"，諸本均同，據《傷寒懸解》卷十三、《傷寒論·辨陰陽易差後勞復病脈證并治》改。

〔3〕麥冬　原脫，據閩本、蜀本、集成本補。

〔4〕䵟　通"䵟"。《廣韻》："䵟，與䵟同。""䵟"，《説文》："䵟，面黑氣也。"

　　《金匱》百合知母湯[1]，百合七枚、知母二兩。治百合病，發汗後者。傷寒之後，邪氣傳變，百脈皆病，是爲百合。其證眠食俱廢，吐利皆作，寒熱難分，坐臥不安，口苦便赤，心煩意亂，不能指其爲何經何藏之病也。然百脈之氣，受之於肺，肺者，百脈之宗也，是宜清肺。其在發汗之後者，津枯而金爍，百合清肺而生津，知母涼金而瀉熱也。

　　滑石代赭湯，百合七枚，滑石三兩碎，代赭石如雞子大。治百合病，下之後者。下敗中脘之陽，土濕胃逆，肺熱鬱蒸。百合清肺而瀉熱，滑石、代赭，滲濕而降逆也。

　　百合雞子湯，百合七枚，煎湯，入雞子黃一枚，攪勻煎。治百合病，吐之後者。吐傷肺胃之津，金土俱燥。百合清肺熱而生津，雞子黃補脾精而潤燥也。

　　百合地黃湯，百合七枚、生地黃汁一斤。入百合湯，煎服。大便當如漆。治百合病，不經發汗、吐、下，病形如初者。不經發汗、吐、下，而瘀熱淫蒸，敗濁未泄。百合清肺而瀉熱，生地黃汁涼瀉腸胃而下垢濁也。

　　百合洗方，百合一斤。水一斗，漬一宿，洗身。洗後食煮餅，勿以鹽。治百合病，一月不解，變成渴者。火炎金燥，則肺熱不解，變而爲渴。肺主皮毛，百合洗皮毛，以清肺熱也。

　　百合滑石散，百合一兩、滑石二兩。爲散，飲服方寸匕，日三服。微利，止服，熱則除。治百合病，變發熱者。濕動胃逆，肺鬱生熱。百合清金而瀉熱，滑石利水而除濕也。

　　百合涼金潤燥，瀉熱消鬱，清肅氣分之上品。其諸主治，收涕淚，止悲傷，開喉痹，通肺癰，清肺熱，療吐血，利小便，滑大腸，調耳聾、耳痛，理脇癰、乳癰、發背諸瘡。

　　水漬一宿，白沫出，去其水，更以泉水煎湯用。

　　貝母　味苦，微寒，入手太陰肺經。清金瀉熱，消鬱破凝。

---

〔1〕百合知母湯　原作“知母百合湯”，諸本均同，據《金匱懸解》卷六、《金匱要略·百合狐惑陰陽毒病脈證治》改。

《傷寒》二白散、方在桔梗。《金匱》當歸貝母苦參丸方在當歸。並用之，以其清金而瀉熱也。

貝母苦寒之性，瀉熱涼金，降濁消痰，其力非小，然輕清而不敗胃氣，甚可嘉焉。其諸主治，療喉痺，治乳癰，消瘦瘤，去努肉，點翳障，傅瘡癰，止吐衄，驅痰涎，潤心肺，解燥渴，清煩熱，下乳汁，除咳嗽，利水道。

白薇　味苦、微鹹，微寒，入手太陰肺、足太陽膀胱經。涼金瀉熱，清肺除煩。

《金匱》竹皮大丸方在竹茹。用之治乳婦中虛，煩亂嘔逆。有熱者，倍白薇，以其瀉熱而除煩也。

白薇苦寒，長於清金而除煩熱，利水而通淋濇。其諸主治，通鼻塞，止血淋，清膀胱熱濇，斷胎產遺尿。

紫參　味苦，微寒，入手太陰肺、手陽明大腸經。消胸中之痞結，止肺家之疼痛。

《金匱》紫參湯，紫參半斤、甘草三兩。治下利肺痛。以肺與大腸，相爲表裏，腸陷而利作，則肺逆而痛生。而肺腸之失位，原於中氣之不運。蓋己土不升則庚金陷，戊土不降則辛金逆，甘草補中而培土，紫參清金而破凝，使肺腸之氣，各復其升降之舊也。

澤漆湯方在澤漆。用之治咳逆而脈沉者，以其清金而降逆也。

紫參苦寒，清金瀉熱，降衝逆而破凝塞，清咳嗽而止疼痛。金清則肺氣收攝，故長於斂血。金清則肺氣通調，故長於行瘀。其諸主治，止吐衄，消癰腫，利小便，滑大腸，治金瘡，調血痢，破瘀血，通閉經，開胸膈積聚，散腹脇堅滿。

柏葉　味苦、辛，濇，入手太陰肺經。清金益氣，斂肺止血。

《金匱》柏葉湯，柏葉三兩、乾薑三兩、艾三把、馬通汁一升。治吐血不止者。以中虛胃逆，肺金失斂，故吐血不止。乾薑補中而降逆，柏、艾、馬通，斂血而止吐也。

血生於木而攝於金，庚金不收，則下脫於便尿，辛金不降，則上溢於鼻口。柏葉秉秋金之收氣，最能止血，緣其善收土濕，濕氣收則金燥而自斂也。其諸主治，止吐衄，斷崩漏，收便血，除尿血，傅燒灼，潤鬚髮，治歷節疼痛。

柏實　味甘、微辛，氣香，入手太陰肺經。潤燥除煩，降逆止喘。

《金匱》竹皮[1]大丸，方在竹茹。治乳婦中虛，煩亂嘔逆。煩喘者，加柏實一分，以其清金降逆而止煩喘[2]也。

柏實清潤降斂，寧神調氣，善去煩燥，而止喘逆。緣其香甘入土，能行凝滯，開土鬱，肺胃右行，神氣下達，煩喘自定。其諸主治，安魂魄，止驚悸，潤腸秘，澤髮焦。

蒸晒，炒，去皮，取仁用。

雞子白　味甘，氣腥，微寒，入手太陰肺經。療咽喉之腫痛，發聲音之喑啞。

《傷寒》苦酒湯[3]，方在苦酒。治少陰病，咽中生瘡，聲音不出，用之以其消腫痛而發聲音也。

雞子白秉天之清氣，有金象焉，善消腫痛而利咽喉，清肺金而發聲音。其諸主治，塗鼻瘡，治發黃，傅腫痛，洗燒灼。雞子黃在一卷。

猪膚　味甘，微寒，入手太陰肺經。利咽喉而消腫痛，清心肺而除煩滿。

《傷寒》猪膚湯，猪膚一斤、白蜜一斤、白粉五合。治少陰病，下利咽痛，胸滿心煩者。以少陰寒水，侵侮脾胃，脾土下陷，肝脾不升，則為下利，胃土上逆，膽胃不降，相火刑金，則為咽痛。濁氣衝塞，宮城不清，則胸滿而心煩。猪膚、白蜜，清金而止痛，潤燥而除煩，白粉澀滑溏而收泄利也。

肺金清涼而司皮毛，猪膚秉金氣之涼肅，善於清肺。肺氣清降，君相歸根，則咽痛與煩滿自平也。猪膏在四卷。

---

〔1〕皮　原作"茹"，諸本均同，據本卷竹茹釋文、《金匱懸解》卷二十一、《金匱要略·婦人產後病脈證治》改。

〔2〕喘　原作"嘔"，據閩本、上文"煩喘者"改。

〔3〕湯　原作"方"，諸本均同，據本書卷二苦酒釋文、《傷寒懸解》卷十一、《傷寒論·辨少陰病脈證并治》改。

　　瓜子　味甘，性寒，入手太陰肺、手陽明大腸經。清肺潤腸，排膿決瘀。

　　《金匱》大黃牡丹皮湯方在大黃。用之，以其破瘀而排膿也。

　　瓜子仁甘寒疏利，善開壅滯而決膿血，故能治腸癰。

　　知母　味苦，氣寒，入手太陰肺、足太陽膀胱經。清金瀉熱，止渴除煩。

　　《傷寒》白虎湯、方在石膏。《金匱》酸棗仁湯、方在棗仁[1]。桂枝芍藥知母湯方在桂枝。並用之，以其清金而瀉火，潤燥而除煩也。

　　知母苦寒之性，專清心肺而除煩躁，仲景用之，以瀉上焦之熱也。甚敗脾胃而瀉大腸，火衰土濕，大便不實者忌之。後世庸工，以此通治內傷諸病，滋水滅火，誤人性命，至今未絕。其諸主治，瀉大腸，清膀胱。

　　石膏　味辛，氣寒，入手太陰肺、足陽明胃經。清金而止燥渴，瀉熱而除煩躁。

　　《傷寒》白虎湯，石膏一斤、知母六兩、甘草二兩、粳米六兩。治太陽傷寒，表解後，表有寒，裏有熱，渴欲飲水，脈浮滑而厥者。太陽表解之後，陰旺則汗去陽亡，而入太陰，陽旺則汗去陰亡，而入陽明，表解而見燥渴，是府熱內動，將入陽明也。陽明戊土，從庚金化氣而爲燥，太陰辛金，從己土化氣而爲濕，陽旺之家，則辛金不化己土之濕而亦化庚金之燥，胃熱未發而肺燥先動，是以發渴。石膏清金而除煩，知母瀉火而潤燥，甘草、粳米，補中化氣，生津而解渴也。

　　《金匱》小青龍加石膏湯，麻黃三兩、桂枝三兩、芍藥三兩、甘草二兩、半夏半升、五味半升、細辛三兩、乾薑二兩、石膏二兩。治心下有水，咳而上氣，煩躁而喘，肺脹脈浮者。以水飲內阻，皮毛外闔，肺氣壅遏，而生咳喘。小青龍發汗以瀉水飲，石膏清熱而除煩躁也。

　　《傷寒》大青龍湯方在麻黃。用之治太陽中風，不汗出而煩躁者，

――――――――――

〔1〕棗仁　原作“酸棗”，據蜀本、本書卷二“棗仁”改。

麻杏甘石湯方在竹葉[1]。用之治大病差後，氣逆欲吐者，《金匱》越婢湯方在麻黄。用之治風水惡風，續自汗出者，木防己湯方在防己。用之治膈閒支飲，其人喘滿者，厚朴麻黄湯方在厚朴。用之治咳而脈浮者，文蛤湯方在文蛤。用之治吐後渴欲得水，而貪飲者，竹皮大丸方在竹茹。用之治乳婦煩亂嘔逆者，皆以其瀉熱而除煩也。

　　石膏辛涼之性，最清心肺而除煩躁，瀉鬱熱而止燥渴。甚寒脾胃，中脘陽虛者勿服。其諸主治，療熱狂，治火嗽，止煩喘，清燥渴，收熱汗，消熱痰，住鼻衄，除牙痛，調口瘡，理咽痛，通乳汁，平乳癰，解火灼，療金瘡。

　　研細，綿裹，入藥煎。虛熱，煅用。

　　桑根白皮[2]　味甘、澀、辛，微寒，入手太陰肺經。清金利水，斂肺止血。

　　《金匱》王不留行散方在王不留行。用之治病金瘡，以其清肺而斂血也。

　　桑根白皮甘辛斂澀，善瀉濕氣而斂營血。其諸主治，清肺火，利氣喘，止吐血，斷崩中，通小便，療水腫，消痰飲，止吐泄，理金瘡，傅石癰，生眉髮，澤鬚鬢，去寸白蟲，塗鵝口瘡。

　　汁搽口瘡，瀝搽疥瘡。三月三日採東南根，陰乾百日。

　　旋覆花　味鹹，入手太陰肺、足陽明胃經。行凝澀而斷血漏，滌瘀濁而下氣逆。

　　《金匱》旋覆花湯，旋覆花三兩、葱白十四莖、新絳少許。煎，頓服。治婦人半產漏下。以肝脾陽虛，胎元失養，是以半產。血瘀不升，是以漏下。旋覆行血脈之瘀，葱白通經氣之滯，新絳止崩而除漏也。

　　《傷寒》旋覆代赭湯，旋覆花三兩、半夏半升、代赭石一兩、人參二兩、

---

〔1〕麻杏甘石湯，方在竹葉　諸本均同，其閒有脫文。據上下文例，及麻黄、竹葉釋文，當於“麻杏甘石湯”下補入“方在麻黄。用之治太陽傷寒，汗下後，汗出而喘，無大熱者，竹葉石膏湯”二十七字。

〔2〕桑根白皮　原作“桑根皮”，諸本均同，據本書目錄及其釋文改。

甘草三兩、大棗十二枚、生薑五兩。治傷寒，汗吐下後，表證已解，心下痞鞕，噫氣不除者。以土虛胃逆，礙甲木下行之路，胃口痞塞，濁氣不降。參、甘、大棗，補其中脘，半夏、薑、赭，降其逆氣，旋覆花行其瘀濁也。

旋覆花通血脈而行瘀澀，能除漏滴，清氣道而下痰飲，善止嚏噫。其諸主治，逐痰飲，止嘔逆，消滿結，輭痞鞕，通血脈，消水腫。

茯苓　味甘,氣平,入足陽明胃、足太陰脾、足少陰腎、足太陽膀胱經。利水燥土,瀉飲消痰,善安悸動,最豁鬱滿。除汗下之煩躁,止水飲之燥渴,淋癃泄痢之神品,崩漏遺帶之妙藥,氣鼓與水脹皆靈,反胃共噎膈俱效。功標百病,效著千方。

《傷寒》五苓散,茯苓十八銖、豬苓十八銖、澤瀉一兩六銖、白术十八銖、桂枝半兩。治太陽中風,內有水氣,渴欲飲水,水入則吐者。以宿水停留,因表鬱而內動,阻隔三陽,不得下行,是以渴欲飲水。而以水投水,又復不受,是以水入則吐。茯、豬、术、澤,瀉水而燥土,桂枝行經而發表也。治太陽傷寒,汗後脈浮,小便不利,熱微消渴者。以汗瀉脾陽,己土濕陷,乙木抑遏,不能疏泄水道,故小便不利。木鬱風生,肺津傷耗,是以消渴。茯、豬、术、澤,瀉濕而生津液,桂枝達木以行疏瀉也。

《金匱》小[1]半夏加茯苓湯,半夏一升、生薑半斤、茯苓四兩。治飲家水停心下,先渴後嘔。飲家水停心下,土濕津凝,必作燥渴。而再得新水,愈難消受,是以嘔吐。苓、薑、半夏,降濁陰而瀉水飲也。

茯苓澤瀉湯,茯苓八兩、澤瀉四兩、白术三兩、甘草二兩、桂枝二兩、生薑四兩。治反胃嘔吐,渴欲飲水者。以土濕木鬱,抑塞不升,下竅閉結,濁陰無降泄之路,膽胃俱逆,是以嘔吐。桂枝達木鬱而升陷,生薑利胃壅而降逆,术、甘補土而生津,苓、澤瀉水而去濕也。

《外臺》茯苓飲,茯苓三兩、人參三兩、白术三兩、枳實

---

[1] 小　原脱,諸本均同,據《金匱懸解》卷十四、《金匱要略·痰飲咳嗽病脈證并治》補。

三兩、橘皮二兩半、生薑四兩。治心胸中停痰宿水，吐出水後，心胸閒虛滿，不能食者。心胸陽位，而痰水停宿，全緣中焦土濕。宿水雖吐，停痰尚在，而其中脘不旺，一吐之後，胃土上逆，濁氣壅塞，是以虛滿，不能下食。參、术、茯苓，補中而燥土，枳、橘、生薑，降濁而消滿也。

《傷寒》桂枝去桂加茯苓白术湯，芍藥二兩、甘草二兩、生薑三兩、大棗十二枚、茯苓三兩、白术三兩。治太陽傷寒，汗出不解，頭疼發熱無汗，心下滿痛，小便不利。以汗後亡陽，水泛土濕，胃氣上逆，則心下滿痛，脾氣下陷，則小便不利。苓、术燥土瀉水而消滿也。

小青龍湯，方在麻黃。治太陽傷寒，心下有水氣，小便不利。少腹滿者，去麻黃，加茯苓四兩。《金匱》黃耆建中湯，方在黃耆。治虛勞裏急。腹滿者，去大棗，加茯苓一兩半。緣土濕木鬱，兩氣壅塞，而生痞滿，茯苓瀉濕，滿自消也。

《傷寒》苓桂术甘湯，茯苓四兩、桂枝二兩、白术二兩、甘草二兩。治太陽傷寒，吐下之後，心下逆滿，氣上衝胸，起則頭眩，又復發汗動經，身爲振振搖者。吐下瀉其藏中之陽，風木動於藏，而氣上衝胸膈，復汗以瀉其經中之陽，風木動於經，則身體振搖。緣水泛土濕，而木氣鬱動也。桂枝疏木而達鬱，术、甘、茯苓，培土而瀉水也。

真武湯，茯苓三兩、白术二兩、附子一枚、芍藥二兩、生薑三兩。治少陰病，内有水氣，腹[1]痛下利，小便不利，四肢沉重疼痛，或嘔者。以水泛土濕，風木鬱遏，不能疏泄水道，故小便不利。木鬱賊土，脾陷胃逆，故腹痛嘔利。營血寒澀，不能行經絡而充肢節，故四肢沉重疼痛。附子溫癸水之寒，芍藥清乙木之風，生薑降濁而止嘔，苓、术燥土而瀉濕也。治太陽中風，服大青龍湯，汗後亡陽，手足厥逆，筋惕肉瞤者。以陽亡土敗，寒水大發，風木失溫，鬱動不寧，故手足厥冷而筋肉振動。芍藥斂風木之搖蕩，苓、术、附子，溫補火土而瀉寒水也。治太陽傷寒，汗出不解，發熱頭眩，心下悸，身瞤動，振振

---

〔1〕腹　原作“腸”，據蜀本、集成本、《傷寒懸解》卷十一、《傷寒論·辨少陰病脈證并治》下文“故腹痛吐利”改。

欲擗地者。以汗後亡陽，水寒土濕，風木鬱動，身體戰搖。芍藥清風木之振撼，苓、术、附子，溫補火土而瀉寒水也。

苓桂甘棗[1]湯，茯苓半斤、桂枝四兩、甘草二兩、大棗十五枚。治汗後臍下悸動，欲作奔豚。風木鬱動，是生振悸。心下悸者，枝葉之不寧，臍下悸者，根本之不安。臍下振悸，根本撼搖，則奔豚作矣。因於水旺土崩，而根本失培也。甘、棗補脾精以滋風木，桂枝達木鬱而安動搖，茯苓瀉水而燥土也。

《金匱》：假令瘦人，臍下有悸，吐涎水而顛眩，此水也，五苓散主之。理中丸，方在人參。治霍亂吐利。若臍下築者，腎氣動也，去术，加桂四兩。悸者，加茯苓二兩。《傷寒》小柴胡湯，方在柴胡。治少陽傷寒。心下悸，小便不利者，去黃芩，加茯苓。蓋悸者，木也，所以致木之悸者，水也。緩則悸於心下，急則悸於臍閒。臍下之悸，用桂枝以疏木，心下之悸，用茯苓以瀉水，緩急之不同故也。

茯苓四逆湯，茯苓四兩、甘草二兩、人參一兩、乾薑一兩、附子一兩。治汗下之後，病仍不解，煩躁者。以汗下亡陽，土敗水發，陽氣拔根，擾亂無歸，故生煩躁。參、甘、薑、附，溫補火土，茯苓瀉其水邪也。

火位於上，水位於下，水寒而下潤，火熱而上炎。人之生也，火水必交，交則火胎於坎而水不寒，水孕於離而火不炎。水火相交，爰生濕氣，土位在中，是以性濕。火燥水濕，自然之性，土生於火，而土之濕氣，實化於水。水火之交，全賴乎土，己土左旋，坎陽東升而化火，戊土右轉，離陰西降而化水。水火互根，寒熱交濟，則胃不偏燥而脾不偏濕，陰陽和平，是以無病。

物不能有盛而無衰，火盛則土燥，水盛則土濕。水不勝火，則濕不勝燥，然丁癸同宮，丁火不能敵癸水之寒，戊己並列，而戊土何能敵己土之濕！人之衰也，火消而水長，燥減而濕增，其大凡也。

土濕不運，升降倒行，水木下陷而寒生，火金上逆而熱作，百病之來，莫不以此。自此以往，陽火漸虧，陰水漸盛。火復而土生則

---

〔1〕棗　原作“草”，諸本均同，據《傷寒懸解》卷四、《傷寒論·辨太陽病脈證并治中》改。

人存，水盛而土崩則人亡，是以仲景垂教，以少陰之負跌陽者爲順。土勝爲順，水勝爲逆，古之聖人，燥土而制水，後之庸工，滋水而伐土，上智之與下愚，何其相遠也！

土燥之病，傷寒惟陽明有之，而濕居其半，他經已不少睹，内傷雜病之中，那復有此！後世庸工，開滋陰補水之門，而醫如蕭斧[1]，人若朝菌[2]矣。凡内傷諸病，如氣鼓水脹，咳嗽痰飲，泄痢淋濁，吐衄崩漏，瘕疝帶下，黃疸消渴，中風癲狂，驚悸遺精，反胃噎膈，泄穢吞酸，骨蒸毛熱，閉經絶產，霍亂腹痛，傷風鼽喘，種種幻怪，百出不窮，究其根原，悉緣土濕。茯苓瀉水燥土，沖和淡蕩，百病皆宜，至爲良藥。道家稱其有延年之功，信非過也。

庸工用乳製，最繆不通！

猪苓 味甘，氣平，入足少陰腎、足太陽膀胱經。利水燥土，瀉飲消痰，開汗孔而瀉濕，清膀胱而通淋，帶濁可斷，鼓脹能消。

《傷寒》猪苓湯，猪苓一兩、茯苓一兩、澤瀉一兩、滑石一兩、阿膠一兩。治陽明傷寒，脈浮發熱，渴欲飲水，小便不利者。陽明之證，有燥有濕，陽明旺而太陰虛，則燥勝其濕，太陰旺而陽明虛，則濕勝其燥。己土濕陷，乙木抑遏，不能疏泄水道，則小便不利。木鬱風動，肺津傷耗，則渴欲飲水。風氣飄揚，而表寒未解，則脈浮發熱。猪、茯、滑、澤，燥己土而瀉濕，阿膠滋乙木而清風也。治少陽病，下利，咳而嘔渴，心煩不得眠者。以水旺土濕，風木鬱陷，下剋己土，疏泄不藏則爲利，風燥亡津則爲渴，乙木陷而甲木逆，上剋戊土，濁氣逆衝，則爲咳嘔，相火上炎，則心煩，不得眠睡。猪、茯、澤、滑，滲癸水而瀉濕，阿膠滋乙木而清風也。

《金匱》猪苓散，猪苓、澤瀉、白术等分。爲散。治病在膈上，嘔吐之後，而思水者。痰飲内阻，多見渴證，而投以新水，益復難容，故隨飲而即吐。嘔傷津液，應當作渴，而水停心下，則反不渴，是以先渴而即嘔者，必有支飲。若飲在膈上，吐後而思飲水者，是飲去而

---

〔1〕蕭斧 《説文解字繫傳》：“蕭斧，芟艾之斧也。”引申爲削剋之斧。
〔2〕朝菌 菌類植物，朝生暮死。借喻生命極短。《莊子·逍遥遊》：“朝菌不知晦朔。”

津傷，爲欲解也。此當急與之水，以救其渴。但其平日陽衰土濕，而後飲停膈上，宿水方去，又得新水，而土濕如前，不能蒸水化氣，則新水又停矣。是當瀉濕而生津，澤、苓瀉水而去濕，白术燥土而生津也。

猪苓滲利瀉水，較之茯苓更捷。但水之爲性，非土木條達，不能獨行，猪苓散之利水，有白术之燥濕土也，猪苓湯之利水，有阿膠之清風木也，五苓之利水，有白术之燥土，桂枝之達木也，八味之利水，有桂枝之達木，地黃之清風也。若徒求利於猪、茯、滑、澤之輩，恐難奏奇功耳。

去皮用。

澤瀉　味鹹，微寒，入足少陰腎、足太陽膀胱經。燥土瀉濕，利水通淋，除飲家之眩冒，療濕病之燥渴，氣鼓水脹皆靈，膈噎反胃俱效。

《金匱》澤瀉湯，澤瀉五兩、白术二兩。治心下有支飲，其人苦冒眩者。以飲在心下，阻隔陽氣下降之路，陽不根陰，升浮旋轉，故神氣昏冒而眩暈。此緣土濕不能制水，故支飲上泛，澤瀉瀉其水，白术燥其土也。

澤瀉鹹寒滲利，走水府而開閉癃，較之二苓淡滲，更爲迅速。五苓、八味、茯苓、澤瀉、當歸芍藥諸方皆用之，取其下達之速，善決水竇，以瀉土濕也。

葵子　味甘，微寒，性滑，入足太陽膀胱經。滑竅而開癃閉，利水而瀉膀胱。

《金匱》葵子茯苓散，葵子一升、茯苓三兩。爲末，飲服方寸匕。治姙娠有水氣，身重，小便不利，灑淅惡寒，起即頭眩。以陽衰土濕，乙木下鬱，不能行水，故身重而小便不利。木鬱陽陷，是以惡寒。停水瘀阻，陽氣浮蕩，不能下根，故起則頭眩。葵子滑竅而利水，茯苓瀉滿而滲濕。

姙娠胎氣脹滿，脾胃不運，積水鬱遏，頗難疏決。葵子寒滑通利，善於開竅而行水，以茯苓瀉其滿，葵子滑其竅，滿消而竅利，然後奔注而下。長於滑胎通乳，消散初起奶癰，以其瀉濕燥土，滑利經脈之壅塞也。

瞿麥 味苦,微寒,入足厥陰肝、足太陽膀胱經。利水而開癃閉,瀉熱而清膀胱。

《金匱》栝蔞瞿麥丸方在栝蔞。用之治内有水氣,渴而小便不利者,以其通水道而利小便也。又能行血,鱉甲煎丸方在鱉甲。用之,以清濕熱而破血積也。

瞿麥滲利疏通,善行血梗而達木鬱,木達而疏泄之令暢,故長於利水。其他主治,清血淋,通經閉,決癰膿、落胎姙,破血塊,消骨鯁,出竹刺,拔箭鏃,皆其疏決開宕〔1〕之力也。

蒲灰 味鹹,微寒,入足太陽膀胱經。開膀胱之閉,瀉皮膚之水。

《金匱》蒲灰散,蒲灰半斤、滑石二斤。爲散,飲服方寸匕,日三服。治小便不利。以水泛土濕,木鬱生熱,不能行水。熱傳己土,而入膀胱,膀胱熱澀,小便不利。蒲灰鹹寒而開閉澀,滑石淡滲而瀉濕熱也。

蒲灰鹹寒,直走膀胱,而清熱澀,利水至捷。

通草 味辛,入足厥陰肝、手少陰心、足太陽膀胱經。行血脈之瘀澀,利水道之淋癃。

《傷寒》當歸四逆湯方在當歸。用之治厥陰病,手足厥冷,脈細欲絶,以其通經絡而開結澀也。

通草疏利壅塞,開通墜道,善下乳汁,而通月水,故能治經絡結澀,性尤長於瀉水。其諸主治,通經閉,下乳汁,療黄疸,消水腫,開淋澀,消癰疽,利鼻癰,除心煩。

石韋 味苦,入足太陽膀胱經。清金瀉熱,利水開癃。

《金匱》鱉甲煎丸方在鱉甲。用之治瘧日久,結爲癥瘕,以其瀉水而消瘀也。

石韋清肺除煩,利水瀉濕,專治淋澀之證,並療崩漏金瘡,發背癰腫。

茵陳蒿 味苦,微寒,入足太陰脾、足太陽膀胱經。利水道而

---

〔1〕宕 《正字通》:"宕,與盪通。""盪",盪也。《釋名·釋言語》:"盪,排盪去穢垢也。"

瀉濕淫，消瘀熱而退黃疸。

《傷寒》茵陳蒿湯，茵陳蒿六兩、栀子十四枚、劈、大黃二兩。治太陰病，身黃腹滿，小便不利者。以己土濕陷，木鬱熱生，濕[1]熱傳於膀胱，水竅不開，淫溢經絡，鬱蒸而發黃色。茵陳利水而除濕，栀子、大黃，瀉熱而消瘀也。

《金匱》茵陳五苓散，茵陳蒿末十分、五苓散五分。治病黃疸，茵陳行經而瀉濕，五苓利水而開癃也。

茵陳通達經絡，滲泄膀胱，性專去濕，故治發黃，並浴瘡芥瘙癢之疾。

連翹　味苦，性涼，入足太陰脾、足太陽膀胱經。清丁火而退熱，利壬水而瀉濕。

《傷寒》麻黃連翹赤小豆湯，麻黃二兩、生薑二兩、甘草一兩、大棗十二枚、生梓白皮一斤、杏仁四十枚、連翹二兩、赤小豆一升。治太陰傷寒，瘀熱在裏，身必發黃。以太陰濕旺，胃土賊於甲木，肺金刑於相火，木火鬱遏，濕化爲熱，則發黃色。緣肺熱則水道不利，濕無泄路，木主五色，入土而化黃也。甘、棗、生薑，補土和中，麻黃瀉皮毛之鬱，杏仁降肺氣之逆，生梓白皮清相火而疏木，連翹、小豆，瀉濕熱而利水也。

連翹清心瀉火，利水開癃，善除鬱熱之證。尤能行血通經，涼營散結，療癰疽瘰癧之病，擅消腫排膿之長。

澤漆　味苦，微寒，入足太陽膀胱經。專行水飲，善止咳嗽。

《金匱》澤漆湯，澤漆三升、半夏半升、白前五兩、紫參五兩、黃芩三兩、人參三兩、甘草三兩、桂枝三兩、生薑五兩。治咳而脈沉者。火浮水沉，自然之性，其脈見沉，是有裏水。水邪阻格，肺氣不降，金受火刑，是以作咳。人參、甘草，補中而培土，生薑、半夏，降逆而驅濁，紫參、白前，清金而破壅，桂枝、黃芩，疏木而瀉火，澤漆行其水積也。

澤漆苦寒之性，長於瀉水，故能治痰飲阻格之咳。

入藥用長流水煎。

---

〔1〕濕　原作“溫”，據蜀本、集成本、上文“己土濕陷，本鬱熱生”改。

赤小豆　味甘，入手太陽小腸、足太陽膀胱經。利水而瀉濕熱，止血而消癰腫。

《金匱》赤小豆當歸散，赤小豆三升、當歸十兩、爲散，漿水服方寸匕，日三服。治狐惑膿成，脈數心煩，默默欲臥，目赤眥青，汗出能食。以濕旺木鬱，鬱而生熱，濕熱淫蒸，肉腐膿化。赤小豆利水而瀉濕熱，當歸養血而排膿穢也。又治先血後便者。以土濕木遏，鬱而生風，疏泄不藏，以致便血。其下在大便之先者，是緣肝血之陷漏，其來近也。赤小豆利水而瀉濕熱，當歸養血而清風木也。

《傷寒》瓜蒂散方在瓜蒂。用之治胸有寒瘀，心中痞鞕，氣衝咽喉，以其滌胸中之濕淫也。

麻黃連翹赤小豆湯方在連翹。用之治太陰病，瘀熱在裏，身必發黃，以其瀉經絡之濕邪也。

赤小豆利水瀉濕，行鬱退熱，安胎下乳，善治一切癰腫，及諸下血之病。

浸令毛出，曝乾用。

防己　味苦、辛，性寒，入足太陰脾、足太陽膀胱經。瀉經絡之濕邪，逐藏府之水氣。

《金匱》防己黃耆湯[1]，防己一兩、黃耆一兩、甘草五錢、白术七錢五分、生薑四兩、大棗三枚。服後當如蟲行皮中，從腰以下如冰。上下繞被，溫令微汗，差。治風濕脈浮身重，汗出惡風。以汗出當風，開其皮毛，汗液鬱遏，不得外泄，浸淫經絡，是謂風濕。病在經絡，是以脈浮。濕性沉著，是以身重。風性疏泄，是以汗出惡風。术、甘燥土而補中，黃耆益衛以發表，防己瀉腠理之濕邪也。

防己茯苓湯，防己三兩、茯苓六兩、黃耆三兩、桂枝三兩、甘草二兩。治皮水爲病，四肢腫者。水在皮膚，是謂皮水。四肢秉氣於脾胃，緣土旺於四季也，水邪侮土，不能行氣於四肢，故四肢作腫，聶聶動搖。甘草補土，黃耆、桂枝，宣營衛之鬱，防己、茯苓，瀉皮膚之

---

〔1〕防己黃耆湯　原作“黃耆防己湯”，諸本均同，據《金匱懸解》卷四、《金匱要略·痙濕暍病脈證治》改轉。

水也。

己椒藶黃丸，防己一兩、椒目一兩、葶藶一兩、大黃一兩。蜜丸，如梧子大，食前服一丸，日三服[1]。治腸間有水氣，腹滿，口舌乾燥者。水在腸間，阻遏中氣，升降不行，是以腹滿。防己、椒目，瀉濕而行水，葶藶、大黃，濬[2]流而決壅也。

木防己湯，木防己三兩、石膏如雞子大[3]、人參四兩、桂枝二兩。治膈間支飲，其人喘滿，心下痞堅，面色黎[4]黑，脈沉緊者。以土濕胃逆，不能行水，故飲食停於胸膈。胃逆而阻膽經之降路，故心下痞堅。胃逆而阻肺氣之降路，故胸中喘滿。人參、桂枝，補中而疏木，防己、石膏，瀉水而清金也。

漢防己瀉經絡之濕淫，木防己瀉藏府之水邪。凡痰飲內停，濕邪外鬱，皮膚黑黃，膀胱熱澀，手足攣急，關節腫痛之證，悉宜防己。

海藻　味鹹，性寒，入足少陰腎、足太陽膀胱經。利水而瀉痰，輭堅而消痞。

《傷寒》牡蠣澤瀉散[5]方在牡蠣。用之治大病差後，從腰以下有水氣者，以其利水而清熱澀也。

海藻鹹寒下行，走膀胱而通水道，善療奔豚腳氣，氣鼓水脹之疾。而輭堅化痞，尤爲擅長，且凡瘿瘤瘰癧，癀疝癥瘕，一切癰腫堅頑之病皆醫。

商陸根　味苦、辛、酸，入足太陽膀胱經。專瀉水飲，善消腫脹。

---

〔1〕服　原脱，據閩本、蜀本、集成本、《金匱懸解》卷十四、《金匱要略·痰飲咳嗽病脈證并治》補。

〔2〕濬(jùn 浚)　《玉篇》："濬，同浚。"疏通水道之意。

〔3〕如雞子大　諸本均同，《金匱懸解》卷十四、《金匱要略·痰飲咳嗽病脈證并治》均作"如雞子大十二枚"。

〔4〕黎　通"黧"。《正韻》："黎，黑也，與黧同。"

〔5〕《傷寒》牡蠣澤瀉散　原作"《金匱》牡蠣澤瀉散"，諸本均同，此方《金匱要略》《金匱懸解》均不載，載於《傷寒懸解》卷十三、《傷寒論·辨陰陽易差後勞復病脈證并治》，據改。

《傷寒》牡蠣澤瀉散[1]，方在牡蠣。用之治大病差後，從腰以下有水氣者，以其瀉水而開閉癃也。

商陸根酸苦湧瀉，專於利水，功力迅急，與芫、遂、大戟相同，得水更烈。善治水氣腫脹之病，神效非常，兼療癰腫疝癖諸證。

赤者大毒，用白者。鮮根搗汁，服後勿飲水。

葶藶　味苦、辛，性寒，入足太陽膀胱經。破滯氣而定喘，瀉停水而寧嗽。

《金匱》葶藶大棗瀉肺湯，葶藶搗丸如彈子大、大棗十二枚。治支飲，喘不得息。飲阻肺金下降之路，肺氣壅硋，喘不得息。大棗補脾精而保中氣，葶藶瀉肺壅而決支飲也。又治肺癰，喘不得臥者。以土濕胃逆，濁氣痞塞，腐敗瘀蒸，化而爲膿，肺氣阻格，喘不得臥。大棗補脾精而保中氣，葶藶破肺壅而排膿穢也。

《傷寒》大陷胸丸方在大黃。用之治太陽結胸，以其開痹塞而瀉痰飲也。

葶藶苦寒迅利，行氣瀉水，決壅塞而排痰飲，破凝瘀而通經脈。凡停痰宿水、嗽喘腫脹之病，甚奏奇功。月閉經阻，夜熱毛蒸之疾，亦有捷效。

芫花　味苦、辛，入足太陽膀胱經。性專瀉水，力能止利。

《傷寒》小青龍湯，方在麻黃。治太陽傷寒，心下有水氣。若微利者，去麻黃，加芫花如雞子大，熬令赤色。水旺土濕則利作，芫花瀉水而止利也。

《金匱》十棗湯方在大棗。用之治心脅痞痛，下利嘔逆者，治懸飲內痛，脈沉而弦者，以其破壅塞而瀉飲也。

芫花破氣瀉水，逐飲滌痰，止喘嗽而化疝瘕，消癰腫而平瘡疥，善殺蟲魚，妙枯瘤痔，牙痛、頭禿之病，皆有奇功。

甘遂　味苦，性寒，入足太陽膀胱經。善瀉積水，能驅宿物。

---

〔1〕《傷寒》牡蠣澤瀉散　原作"《金匱》牡蠣澤瀉散"，諸本均同，此方《金匱要略》《金匱懸解》均不載，載於《傷寒懸解》卷十三、《傷寒論·辨陰陽易差後勞復病脈證并治》，據改。

《金匱》甘遂半夏湯，甘遂大者二枚、半夏十二枚、芍藥五枚、甘草指大一枚。水二升，煮半升，入蜜半升，煎八合，頓服。治留飲欲去，心下堅滿，脈伏，自利反快者。心下堅滿，脈氣沉伏，是有留飲。忽而自利反快，是水飲下行，漬於腸胃也。甘遂、半夏，瀉水而滌飲，甘草、芍藥，培土而瀉木，蜂蜜滑大腸而行水也。

《傷寒》大陷胸湯方在大黃。用之治結胸熱實，煩躁懊憹者，十棗湯方在大棗。用之治心脇痞痛，下利嘔逆者，治懸飲內痛，脈沉而弦者，大黃甘遂湯方在大黃。用之治水與血結在血室者，皆以其破壅而瀉痰飲也。

甘遂苦寒迅利，專決積水，凡宿痰留飲、經府停瘀、皮膚腫脹、便尿阻澀之證，一瀉而下，其力甚捷。並下癥瘕積聚、一切陳菀之物。

大戟　味苦，性寒，入足太陽膀胱經。瀉水飲之停留，通經脈之瘀澀。

《金匱》十棗湯方在大棗。用之治心脇痞痛，下利嘔逆者，治懸飲內痛，脈沉而弦者，以其破結而驅飲也。

大戟破氣瀉水，兼化老血癥瘀，通經脈結閉，散頸腋癰腫，洗腳氣腫痛之病，胥有捷效。

滑石　味苦，微寒，入足太陽膀胱經。清膀胱之濕熱，通水道之淋澀。

《金匱》滑石白魚散，滑石一斤、白魚一斤、亂髮一斤。爲散，飲服方寸匕。治小便不利。以膀胱濕熱，水道不通。滑石滲濕而瀉熱，白魚、髮灰，利水而開癃也。

滑石代赭湯，滑石三兩、代赭石如雞子大、百合七枚。治百合病，下後者。下傷中氣，濕動胃逆，肺鬱生熱。滑石利水而瀉濕，百合、代赭，清金而降逆也。

《傷寒》豬苓湯方在豬苓。用之治脈浮發熱，渴欲飲水，小便不利者，以其滲膀胱而瀉濕熱也。《金匱》蒲灰散方在蒲灰。用之治皮水爲病，四肢腫滿者，以其瀉經絡之水也。治小便不利者，以其瀉膀胱之濕也。百合滑石散方在百合。用之治百合病，變發熱，以其利水而瀉濕也。

滑石甘寒，滲瀉水濕，滑竅隧而開凝鬱，清膀胱而通淋澀，善治黃疸，水腫，前陰閉癃之證。

戎鹽 味鹹，微寒，入足太陽膀胱經。清膀胱而瀉熱，開癃閉而利水。

《金匱》茯苓戎鹽湯，茯苓半斤、戎鹽彈丸大、白朮二兩。治小便不利。以其土濕則水道不利，茯苓燥土而瀉濕，戎鹽利水而瀉熱也。

戎鹽鹹寒之性，直走膀胱，而清痰熱，長於利水。其他主治，能止吐血尿血，齒舌諸血，以鹹走血而性清降也。

味鹹而甘，入藥殊勝，食鹽之苦[1]，即青鹽也。

硝石 味鹹、苦，性寒，入足太陽膀胱、足太陰脾經。清己土而退熱，利壬水而瀉濕。

《金匱》消礬散，消石、礬石等分。為散，大麥粥汁合服方寸匕。病從大小便去，大便黑，小便黃。治女勞黑疸，日晡發熱，而反惡寒，足下熱，膀胱急，少腹滿，其腹如水狀，身盡黃，額上黑，因作黑疸，大便黑，時溏。以女勞瀉其腎陽，久而水寒土濕，乙木遏陷，鬱生下熱，攻逼己土，己土受之，濕亦化熱。以其濕熱傳於膀胱，而木鬱不能疏泄，故小便黃澀而不利。一感風邪，瀉其衛氣，衛氣愈瀉而愈斂，皮毛遂閉。膀胱瘀熱，下不能泄而表不能達，因而淫溢經絡，熏蒸肌膚，而發黃色。乙木陷於壬水，積鬱莫散，則少腹脹滿而膀胱迫急。日晡土旺之時，濕盛熱發而木鬱陽陷，故足下常熱而身反惡寒。太陽膀胱之經，自目之內眥上額交顛，經氣上逆，故額見黑色。久而土負水勝，黃化而黑，因成黑疸。穀渣不從土化，而從水化，因而大便亦黑。水從脾胃而侮土，則大便黑。土傳膀胱而剋水，則小便黃。總之，皆由於木邪，以肝主五色，入腎為黑，入脾為黃也。硝石鹹苦，清熱瘀而瀉木，礬石酸澀，收濕淫而瀉水也。

水中土木之鬱，瀉於小便，故其色黃，土中水木之鬱，瀉於大便，故其色黑。黑疸水陸瘀澀，隧路梗阻，硝石鹹寒之性，直達下脘，

_____

[1] 苦 即大鹹。《爾雅·釋言》："苦，鹹苦也。"

利水路而瀉穀道，合之礬石滌蕩菀陳，注於二便，腐敗掃除，正氣清通。繼以補中養火之劑，垂盡之命，可以再延也。

大黄硝石湯，方在大黄。治黄疸腹滿，小便不利，用之以清膀胱之濕熱也。

硝石，掃地霜熬成，在上者，鋒芒細白，是謂芒硝，水底成塊者，謂之硝石。其性重濁下行，善於利水瀉熱，消瘀化腐，故能醫黄疸之疾。

芒硝　味鹹、苦、辛，性寒，入手少陰心、足太陽膀胱經。瀉火而退燔蒸，利水而通淋瀝。

《傷寒》柴胡加芒硝湯，柴胡半斤、黄芩三兩、半夏半升、人參三兩、甘草三兩、大棗十二枚、生薑三兩、芒硝六兩。治少陽傷寒，十三日不解，胸脇滿而嘔，日晡所發潮熱，已而微利者。傷寒之證，六日經盡當解，自能汗愈。遲者，十二日再經解矣。若十三日不解，已過再經之期，此非入藏，即是入府，必不在經中也。其胸脇痞滿，而作嘔吐，是少陽經證。日晡所發潮熱，已而微利者，是陽明府證。以少陽之經，循胸脇而走足，經病而侵胃府，胃府被逼，逆而上行，阻格少陽下降之路，二氣壅塞，故胸脇痞滿。胃府鬱迫，故水穀莫容，而生嘔利。少陽以甲木而化相火，傳於戊土，則胃府生熱。陽明以戊土而化燥金，日晡土金旺相[1]之時，故府熱應期，發如潮信。經府雙病，此本大柴胡證，外解其經而內下其府，一定之法。乃已曾用丸藥下過，緩不及事，而又遺其經證，是以猶見微利。宜先以小柴胡解其經病，後以柴胡而加芒硝，清其府熱。緣已服丸藥，無須用大黄也。

《金匱》木防己去石膏加茯苓芒硝湯，木防己三兩、人參四兩、桂枝二兩、茯苓四兩、芒硝三合。治支飲在胸，喘滿，心下痞堅，面黎黑，脈沉，服木防己湯，三日復發，復與不愈者。以土濕木鬱，而生下熱，去石膏之清上，加茯苓以瀉濕，芒硝以清熱也。

《傷寒》大承氣湯方在大黄。用之治陽明病，胃熱便難，所以瀉陽明之燥熱也。大陷胸湯方在大黄。用之治太陽病結胸，所以瀉胸

---

〔1〕旺相　得時也。《論衡·命禄》：“春夏囚死，秋冬旺相。”

膈之濕熱也。《金匱》大黃牡丹皮湯方在大黃。用之治腸癰膿成，脈洪數者，所以瀉腸中之瘀熱也。

芒硝鹹苦大寒，下清血分，瀉火救焚，頓堅破積，利水道而通淋澀，利穀道而開結閉。結熱瘀蒸，非此不退，宿痰老血，非此不消，寒瀉之力，諸藥不及。

赤硝　味鹹、苦，入足厥陰肝、足太陽膀胱經。頓堅破積，化癖消癥。

《金匱》鱉甲煎丸方在鱉甲。用之治久瘧結爲癥瘕，以其破瘀而消癥也。

赤硝即朴硝之赤者，凡斥[1]鹵之地，鹹水之旁，鹹氣浸淫，土上生霜，有白、有赤、有黃。《本草》所謂清白者佳，黃者傷人。赤者殺人，性烈故也。其清熱頓堅、消塊化積，亦同諸硝，而迅利過之。

礬石　味酸，澀，微寒，入足太陰脾、足太陽膀胱經。善收濕淫，最化瘀濁，黑疸可消，白帶能除。

《金匱》礬石丸，礬石三分、燒，杏仁一分。煉蜜丸，棗核大，內藏中。治婦人帶下，經水閉不利，藏堅癖不止，中有乾血，下白物。以乾血結瘀，藏中癖鞭，阻礙經脈下行之路，以致經水閉澀不利。血瘀因於木陷，木陷因於土濕，濕土遏抑，木氣不達，故經水不利。木陷於水，愈鬱而愈欲泄，癸水不能封蟄，精液溢流，故下白物。礬石化敗血而消痞鞭，收濕淫而斂精液，杏仁破其鬱陷之滯氣也。

硝礬散，方在硝石。治女勞黑疸，以其燥濕而利水也。

《千金》礬石湯[2]，礬石二兩。漿水一斗五升，煎，浸腳氣。治腳氣衝心，以其燥濕也。

礬石酸澀燥烈，最收濕氣，而化瘀腐，善吐下老痰宿飲。緣痰涎凝結，粘滯於上下竅隧之間，牢不可動，礬石搜羅而掃蕩之，離根失據，藏府不容，高者自吐，低者自下，實非吐下之物也。其善治癰

---

〔1〕斥　地鹹鹵曰斥。《書·禹貢》：“海濱廣斥。”《釋文》：“斥謂地鹹。”

〔2〕湯　原作“丸”，諸本均同，據《金匱懸解》卷三、《金匱要略·中風歷節病脈證并治》及方後語“煎，浸腳氣”改。

疽者，以中氣未敗，癰疽外發，肉腐膿泄而新肌生長，自無餘事。陽衰土濕，中氣頹敗，癰疽不能外發，內陷而傷府藏，是以死也。礬石收藏府之水濕，土燥而氣達，是以愈也。

煅枯，研細用。

雲母　味甘，入足少陽膽、足太陽膀胱經。利水瀉濕，消痰除瘧。

《金匱》蜀漆散方在蜀漆。用之治牝瘧多寒，以其瀉濕而行痰也。

瘧以寒濕之邪，結於少陽之經，與淋痢之證，皆緣土濕而陽陷。雲母瀉濕行痰，故治牝瘧而除淋痢。

白魚　味甘，入足太陽膀胱經。善行水道，最通淋澀。

《金匱》滑石白魚散方在滑石。用之治小便不利，以其利水也。

文蛤　味鹹，微寒，入手太陰肺、足太陽膀胱經。清金除煩，利水瀉濕。

《傷寒》文蛤散，文蛤。爲散，沸湯和服方寸匕。治太陽中風，應以汗解，反以冷水潠灌，經熱被卻而不得去，彌更益煩，肉上起粟，意欲飲水，反不渴者。表病不以汗解，反以冷水閉其皮毛，經熱莫瀉，煩躁彌增。衛鬱欲發，升於汗孔，衝突皮膚，凝起如粟。煩熱鬱隆，意欲飲水，而熱在經絡，非在藏府，則反不覺渴。是其己土必當濕旺，若使非濕，表鬱燥動，未有不渴者。文蛤，除煩而瀉濕也。《金匱》治渴欲飲水不止者。以濕土堙鬱，乙木不得升泄，則膀胱熱癃，辛金不得降斂，則胸膈煩渴，文蛤清金而瀉水也。

文蛤湯，文蛤五兩、石膏五兩、生薑三兩、杏仁五十枚、麻黃三兩、甘草三兩、大棗十二枚。溫服一升，汗出即愈。治吐後，渴欲得水，而貪飲者。以水飲既吐，胃氣上逆，肺金格鬱，刑於相火，是以渴而貪飲。甘草、大棗，補土而益精，石膏、文蛤，清金而瀉濕，杏、薑，破壅而降逆，麻黃發表而達鬱也。

文蛤鹹寒，清金利水，解渴除煩，化痰止嗽，頓堅消痞，是其所長。兼醫痔瘡癭瘻，胸痹腰疼，鼻口疳蝕，便溺血脫之證。

煅粉，研細用。

雞屎白　微寒，入足太陽膀胱經。利水而瀉濕，達木而舒筋。

《金匱》雞屎白散，雞屎白。爲散，水服方寸匕。治轉筋爲病，臂[1]脚[2]直，脈上下，微弦，轉筋入腹。筋司於肝，水寒土濕，肝木不舒，筋脈攣縮，則病轉筋。雞屎白利水道而瀉濕寒，則木達而筋舒也。

《素問·腹中論》：有病心腹滿，旦食則不能暮食，名爲鼓脹。治之以雞矢醴，一劑知，二劑已。

其性神於瀉水，一切淋痢黃疸之證皆醫。兼能化瘀破結，善磨癥瘕而消癰腫，傅瘰癧而塗瘋瘻。

白雞者良，臘月收之。

猪膏 味甘，微寒，入足太陽膀胱經。利水瀉濕，滑竅行瘀。

《金匱》猪膏髮煎，猪膏半斤、亂髮雞子大三枚。膏中煎之，髮消藥成，分再服。病從小便去。治諸黃。以土濕木陷，鬱生下熱，傳於膀胱。膀胱閉癃，濕熱熏蒸，隨經逆上，侵於肌膚，則病黃疸。猪膏利水而清熱，髮灰瀉濕而消瘀也。又治婦人陰吹。以土濕木陷，穀道鬱塞，胃中濁氣，不得後泄，故自前竅，喧吹而下。猪膏利水而滑大腸，髮灰瀉濕而通膀胱也。

猪膏利水滑腸，善通大小二便，治水腫帶下之證。

亂髮 味苦，入足太陽膀胱、足厥陰肝經。利水通淋，瀉濕行瘀。

《金匱》猪膏髮煎方在猪膏。用之治諸黃疸，及女子陰吹，以其瀉濕而行滯也。滑石白魚散方在滑石。用之治小便不利，以其利水而通淋也。

髮灰長於利水而善行血瘀，能止上下九竅之血，消一切癰腫，通女子經閉。童女髮灰，治夢遺最神。

燒灰存性，研細用。

人尿 味鹹，氣臊，性寒，入手少陰心經。清心瀉火，退熱除煩。

《傷寒》白通加猪膽汁湯方在猪膽汁。用之治少陰病，下利，厥逆無脈，乾嘔煩者。以手足少陰，水火同居，少陰經病，水火不交，

---

〔1〕臂 原作"背"，諸本均同，形近、音近之誤，據《金匱懸解》卷十八、《金匱要略·趺蹶手指臂腫轉筋陰狐疝蚘蟲病脈證治》改。

〔2〕脚 腿也。《説文》："脚，脛也。"

癸水下旺，丁火上炎，是以煩生。豬膽汁清相火而止嘔，人尿清君火而除煩也。

水曰潤下，潤下作鹹，水入膀胱，下從寒水化氣，是以鹹寒而清火，除煩而瀉熱。性能止血，而寒瀉脾陽，不宜中虛家。

用童子小便清白者。

褌襠灰　味苦，入足少陰腎、足太陽膀胱經。瀉壬水之濕寒，療陰陽之交易。

《傷寒》燒褌散，中褌近隱處剪燒灰，陰陽水服方寸匕，日三服。小便即利，陰頭微腫則愈。男用女者，女用男者。治傷寒陰陽易病，身體重，少氣，少腹滿，裏急，或陰中筋攣，熱上衝胸，頭重不能舉，眼中生花，膝脛拘急者。以傷寒之病，坎陽發泄，肌膚熱蒸而陰精自寒。大病新愈，遽與人交，以其陰寒，傳之於人。寒邪內入，直走[1]命門，水寒木枯，筋脈緊急。緣肝主筋，筋聚於前陰而屬於關節，故陰器與膝脛皆攣。褌襠灰利水道而瀉陰邪也。

褌襠受前陰之熏染，同類相招，善引陰邪，而通小便，故治陰陽易病，兼醫女勞黃疸之病。

黃連　味苦，性寒，入手少陰心經。清心退熱，瀉火除煩。

《傷寒》黃連湯，黃連三兩、桂枝三兩、甘草三兩、乾薑[2]三兩、人參二兩、大棗十二枚、半夏半升。治太陰傷寒，胸中有熱，胃中有邪氣，腹中痛，欲嘔吐者。以中氣虛寒，木邪剋土，脾陷而賊於乙木，故腹中痛，胃逆而賊於甲木，故欲嘔吐。君火不降，故胸中有熱。薑、甘、參、棗，溫中而補土，桂枝達乙木而止疼，半夏降戊土而止嘔，黃連清君火而瀉熱也。

黃連阿膠湯，黃連四兩、黃芩一兩、芍藥二兩、阿膠三兩、雞子黃二枚。水五升，煎二升，去滓，入膠，消化，內雞子黃，攪，溫分三服。治少陰病，心煩不得臥。少陰水火同經，水勝則火負，火勝則水負。火本不勝水，

─────────────

〔1〕直走　原作“走直”，據閩本、蜀本、集成本乙轉。
〔2〕乾薑　原作“生薑”，諸本均同，據《傷寒懸解》卷十、《傷寒論·辨太陽病脈證并治下》改。

其所以勝者，火旺而土燥也。君火下蟄，則心清而善寐，君火上亢，則心煩而不臥。緣坎水根於離陰，燥土剋水，消耗心液，神宇不清，是以生煩。黃連清君火而除煩，芩、芍清相火而瀉熱，阿膠、雞子黃，補脾精而滋燥土也。

《金匱》黃連粉，黃連。研末，水調服。治浸淫瘡。以土濕火升，鬱生上熱，濕熱浸淫，結爲毒瘡。從口而走四肢則生，從四肢而入口則死。黃連瀉濕熱之浸淫也。

《傷寒》大黃黃連瀉心湯，方在大黃。治太陽傷寒，誤下成痞，附子瀉心湯，方在附子。治心下痞鞕，惡寒汗出，甘草瀉心湯，方在甘草。治心下痞鞕，乾嘔心煩，生薑瀉心湯，方在生薑。治心下痞鞕，乾噫食臭，半夏瀉心湯，方在半夏。治少陽傷寒，心下痞滿，葛根黃連黃芩湯，方在葛根。治中風下後，喘而汗出，乾薑芩連人參湯，方在乾薑。治厥陰吐下後，食入即吐，小陷胸湯，方在栝蔞。治小結胸，脈浮滑者，白頭翁湯，方在白頭翁。治厥陰下利，熱渴飲水者，烏梅丸，方在烏梅。治厥陰蚘厥，心中疼熱，皆用之，以其瀉心君之火也。

火蟄於土，土燥則火降而神清，土濕則火升而心煩。黃連苦寒，瀉心火而除煩熱，君火不降，濕熱煩鬱者宜之。土生於火，火旺則土燥，火衰則土濕，凡太陰之濕，皆君火之虛也。虛而不降，則升炎而上盛。其上愈盛，其下愈虛，當其上盛之時，即其下虛之會[1]，故仲景黃連清上諸方，多與溫中暖下之藥並用，此一定之法也。凡瀉火清心之藥，必用黃連，切當中病即止，不可過劑，過則中下寒生，上熱愈甚。庸工不解，以爲久服黃連，反從火化，真可笑也。

硃砂 味甘，微寒，入手少陰心經。善安神魂，能止驚悸。

《金匱》赤丸，茯苓四兩、半夏四兩、烏頭二兩、細辛一兩。研末，煉蜜丸，硃砂爲衣，麻子大，酒下三丸。治寒氣厥逆。以火虛土敗，不能溫水，寒水上凌，直犯心君。茯苓、烏頭，瀉水而逐寒邪，半夏、細辛，降逆而驅濁陰，硃砂鎮心君而護宮城也。

硃砂降攝心神，鎮安浮蕩，善醫驚悸之證。赤丸用之，取其保

---

〔1〕會 期也。《詩·小弁箋》：“會，猶期也。”

護君主，以勝陰邪也。

　　牡蠣　味鹹，微寒，性澀，入手少陰心、足少陰腎經。降膽氣而消痞，斂心神而止驚。

　　《傷寒》牡蠣澤瀉散[1]，牡蠣、澤瀉、海藻、蜀漆、葶藶、商陸根、栝蔞根等分。爲散，白飲和服方寸匕。小便利，止服。治大病差後，從腰以下有水氣者。大病新瘥，汗下傷中，之[2]後脾陽未復，不能行水，從腰以下，漸有水氣。牡蠣、栝蔞，清金而瀉濕，蜀漆、海藻，排飲而消痰，澤瀉、葶藶、商陸，決州都而瀉積水也。

　　《傷寒》小柴胡湯，方在柴胡。治少陽傷寒。脇下痞鞕，去大棗，加牡蠣，以其輭堅而消痞也。

　　柴胡桂枝乾薑湯方在乾薑。用之治少陽傷寒，汗下後胸脇滿結，以其化結而消滿也。《金匱》栝蔞牡蠣散方在栝蔞。用之治百合病，渴不差者，以其涼金而瀉熱也。白术散方在白术。用之養姙娠胎氣，以其消瘀而除煩也。

　　《金匱》桂枝龍骨牡蠣湯[3]、桂枝甘草龍骨牡蠣湯、桂枝去芍藥加蜀漆龍骨牡蠣湯、柴胡加龍骨牡蠣湯諸方並在龍骨。皆用之，以其斂神而止驚也。

　　牡蠣鹹寒降澀，秘精斂神，清金瀉熱，安神魂而保精液。凡心悸神驚、遺精盜汗之證皆醫，崩中帶下，便滑尿數之病俱療，善消胸脇痞熱。緣少陽之經，逆而不降，則胸脇鞕滿，而生瘀熱。牡蠣降攝君相之火，甲木下行，經氣鬆暢，鞕滿自消。一切痰血癥瘕、癭瘤瘰癧之類，得之則化，輭堅消痞，功力獨絕。粉身止汗最良。

──────────

〔1〕《傷寒》牡蠣澤瀉散　原作"《金匱》牡蠣澤瀉湯"，諸本均同。此方《金匱要略》《金匱懸解》均不載，載於《傷寒懸解》卷十三、《傷寒論·辨陰陽易差後勞復病脈證并治》，據改。

〔2〕之　猶其也。《詩·旄邱》："旄邱之葛兮，何誕之節兮。"王引之云："下之字訓其，言旄邱之葛，何疏闊其節，而不相附？"

〔3〕《金匱》桂枝龍骨牡蠣湯　原作"《傷寒》桂枝龍骨牡蠣湯"，諸本均同。此方《傷寒論》《傷寒懸解》均不載，載於《金匱懸解》卷七、《金匱要略·血痹虛勞病脈證并治》，據改。

煅粉，研細用。

龍骨　味鹹，微寒，性澀，入手少陰心、足少陰腎、足厥陰肝、足少陽膽經。斂神魂而定驚悸，保精血而收滑脱。

《金匱》桂枝龍骨牡蠣湯，桂枝三兩、芍藥三兩、甘草二兩、生薑三兩、大棗十二枚、龍骨二兩、牡蠣三兩。治虛勞，失精血，少腹弦急，陰頭寒，目眩髮落，脈得芤動微緊虛遲者。凡芤動微緊虛遲之脈，是謂清穀亡血失精之診，男子得之，則爲失精，女子得之，則爲夢交。以水寒土濕，風木疏泄，精血失藏故也。相火升泄，則目眩髮落。風木鬱陷，則少腹弦急。桂枝、芍藥，達木而清風燥，甘、棗、生薑，補脾精而調中氣，龍骨、牡蠣，斂精血之失亡也。

《傷寒》桂枝甘草龍骨牡蠣湯，桂枝一兩、甘草二兩、龍骨二兩、牡蠣二兩。治太陽傷寒火逆，下後，因燒鍼煩躁者。火逆之證，下之亡其裏陽，又復燒鍼發汗，亡其表陽，神氣離根，因至煩躁不安。桂枝、甘草，疏木鬱而培中宮，龍骨、牡蠣，斂神氣而除煩躁也。

桂枝去芍藥加蜀漆龍骨牡蠣湯，桂枝三兩、甘草二兩、大棗十二枚、生薑三兩、龍骨四兩、蜀漆三兩、牡蠣五兩。治太陽傷寒，脈浮，火劫亡陽，驚狂，起臥而不安者。以火逼汗多，因致陽亡，君火飛騰，神魂失根，是以驚生。濁陰上逆，迷失心宮，是以狂作。龍骨、牡蠣，斂神魂而止驚，加蜀漆以吐瘀濁，去芍藥之瀉陽氣也。

柴胡加龍骨牡蠣湯，柴胡四兩、半夏二合、人參兩半、大棗六枚、生薑兩半、牡蠣二兩半、桂枝兩半、茯苓兩半、鉛丹兩半、大黃一兩、龍骨兩半。治少陽傷寒下後，胸滿煩驚譫語，小便不利，一身盡重，不可轉側者。以下敗裏陽，膽氣拔根，是以驚生。甲木逆衝，是以胸滿。相火升炎，故心煩而語妄。水泛土濕，故身重而便癃。大棗、參、苓，補土而瀉水，大黃、柴、桂，瀉火而疏木，生薑、半夏，下衝而降濁，龍骨、牡蠣[1]、鉛丹，斂魂而鎮逆也。

龍骨蟄藏閉澀之性，保攝精神，安驚悸而斂疏泄，凡帶濁遺泄、崩漏吐衄，一切失精亡血之證皆醫。斷鬼交，止盜汗，除多夢，斂瘡

---

〔1〕牡蠣　原脱，諸本均同，據柴胡加龍骨牡蠣湯組成補。

口,澀腸滑,收肛脱。

　　白者佳,煅,研細用。

　　附子　味辛、鹹、苦,温,入足太陰脾、足少陰腎經。暖水燥土,瀉濕除寒,走中宫而温脾,入下焦而暖腎,補垂絶之火種,續將斷之陽根,治手足厥冷,開藏府陰滯,定腰腹之疼痛,舒踝膝之攣拘,通經脈之寒瘀,消疝瘕之冷結,降濁陰逆上,能回噦噫,提清陽下陷,善止脹滿。

　　《傷寒》附子湯,附子二枚、茯苓三兩、白术四兩、人參二兩、芍藥二兩。治少陰病,身體疼,骨節痛,手足寒,脈沉者。以少陰水旺,陰凝氣滯,故骨節疼痛。寒水侮土,脾胃不能温養四肢,故手足厥冷。水寒木陷,故脈沉細。參、术、茯苓,培土而瀉水,芍藥清乙木之風,附子温癸水之寒也。《金匱》治姙娠六七月,子藏開,脈弦發熱,其胎愈脹,腹痛惡寒,少腹如扇。以水寒木鬱,陷而生風,故少腹如扇,子藏開張。陽氣下陷,是以發熱惡寒。脾土被剋,氣滯不通,是以腹痛胎脹。參、术、茯苓,培土瀉濕,芍藥清其風木,附子温其水寒也。

　　《傷寒》桂枝加附子湯,桂枝三兩,芍藥三兩,甘草二兩,生薑三兩,附子一枚、炮去皮、破八片、焙焦,大棗十二枚。治太陽中風,發汗,遂漏不止,惡風,小便難,四肢微急,難以屈伸者。以表陽汗泄,衛虚失斂,是以汗漏不止。木鬱不能行水,是以小便不利。桂枝疏肝木之鬱陷,芍藥斂風氣之疏泄,甘、棗、生薑,補土而和中氣,附子暖水以益陽根也。

　　附子瀉心湯,附子一枚、大黃二兩、黃連一兩、黃芩一兩。治太陽傷寒,下後心下痞鞕,而復惡寒汗出者。以下傷中氣,升降倒行,膽胃俱逆,胃口[1]填塞,故心下痞鞕。君相二火,離根上騰,故下寒上熱。上熱熏蒸,是以汗出。大黃瀉胃土之逆,黃連瀉心火之逆,黃芩瀉膽火之逆,附子温癸水之寒也。

　　《金匱》桂枝附子湯,桂枝四兩,甘草二兩,生薑三兩,大棗十二枚,附子三枚、炮去皮臍。治風濕相搏,骨節疼痛,不嘔不渴,小便不利。以

――――――

〔1〕口　原作"心",據蜀本、集成本改。

水寒土濕，木氣下鬱，不能疏泄水道。薑、甘、大棗，和中補土，桂枝疏乙木之鬱，附子溫癸水之寒也。

《傷寒》四逆湯、方在甘草。真武湯、方在茯苓。芍藥甘草附子湯、方在芍藥。甘草附子湯、方在甘草。乾薑附子湯、方在乾薑。附子粳米湯、方在粳米。大黃附子湯、方在大黃。《金匱》黃土湯、方在黃土。腎氣丸、方在地黃。栝蔞瞿麥丸[1]、方在栝蔞。烏頭赤石脂丸、方在烏頭。薏苡附子散方在薏苡。諸方亦皆用之，以溫脾腎之寒也。

《傷寒》小青龍湯，方在麻黃。治太陽傷寒，心下有水氣。若噎者，去麻黃，加附子一枚。水寒土濕，胃氣上逆則爲噎，附子溫胃而降逆也。

四逆散，方在甘草。治少陰病，四逆。腹中痛者，加附子一枚。水寒木鬱，賊傷己土則腹痛，加附子暖水而生木也。

理中丸，方在人參。治霍亂吐利。腹滿者，去朮，加附子。水泛土濕，賊於乙木則爲滿，附子暖水而燥土也。

《金匱》竹葉湯，方在竹葉。治產後中風。頸項強，用大附子一枚，破之如豆大。太陽行身之背，自頭下項，寒水上逆則頸項強，附子暖水而降逆也。

陰陽之理，彼此互根，陰降而化水，而坎水之中，已胎陽氣，陽升而化火，而離火之中，已含陰精。水根在離，故丙火下降，而化壬水，火根在坎，故癸水上升，而化丁火。癸水化火，陰升而化陽也，是以丁癸同經而手少陰以君火主令；丙火化水，陽降而化陰也，是以壬丙共氣而足太陽以寒水司權。陰陽交濟，水火互根，此下[2]之所以不寒而上之所以不熱也。水火不交，則熱生於上而寒生於下。病在上下，而實緣於中氣之敗。土者，水火之中氣也，戊土不降，故火不交水而病上熱，己土不升，故水不交火而病下寒。升降之倒行者，火衰水勝而土濕也。火盛而土燥，則水枯而病實熱，陽明承氣

---

〔1〕丸　原作"湯"，諸本均同，據《金匱懸解》卷十一、《金匱要略·消渴小便不利淋病脈證并治》改。

〔2〕下　原脫，據閩本、蜀本、下文"上之所以不熱"補。

之證是也。承氣之證少，真武之證多，以水易盛而火易衰，燥易消而濕易長。火衰土濕，丁火奔騰而癸水泛濫，是以寒盛於中下也。

蓋火不勝水，自然之理，所恃者，壯盛之時，生土以制之。至其漸衰，母虛子弱，火土俱虧，土無制水之權，而火處必敗之勢，寒水上凌，遂得滅火而侮土。火復而土甦則生，火滅而土崩則死。人之死也，死於火土兩敗而水勝也，是以附子、真武、四逆諸方，悉火土雙補，以勝寒水。仲景先師之意，後世庸工，不能解也。附子沉重下行，走太陰而暖脾土，入少陰而溫腎水，腎水溫則君火歸根，上熱自清。補益陽根之藥，無以易此。

相火者，君火之佐也，君行則臣從，足少陽以甲木而化相火，隨君火下行而交癸水。癸水之溫者，相火之下秘也，君火不藏，則相火亦泄，君相皆騰，是以上熱。而上熱之劇者，則全緣於相火，相火之性，暴烈迅急，非同君火之溫和也。人之神寧而魂安者，二火之歸根也，君火飛則心懸而神悸，相火飄則膽破而魂驚。故虛勞內傷之證，必生驚悸，其原因水寒土濕而二火不歸故也。庸工以為血虛，而用清潤之藥，諸如歸脾、補心之方，誤世多矣。當以附子暖水，使君相二火，歸根坎府，神魂自安。但欲調水火，必先治土，非用補土養中、燥濕降逆之味，附子不能獨奏奇功也。惟驚悸年深，寒塊凝結，少腹鞕滿，已成奔豚者，莫用附子。用之藥不勝病，反為大害。當以桂、附、椒、薑，研熨臍下，積寒消化，用之乃受。凡內傷虛勞，以及各門雜病，皆緣中氣不足，水旺火奔，下寒上熱，未有下熱者。下寒若盛，即宜附子，暖癸水而斂丁火，絕有奇功。至於傷寒三陰之證，更為相宜也。其下熱而不宜附子者，水寒土濕而木陷也。生氣不足，故抑鬱而生下熱，下熱雖生，而病本仍是濕寒。如崩漏遺帶、淋癃痔痛、水疝氣鼓之證，悉木鬱下熱之證。但事清肝潤燥，而寒濕愈增，則木愈鬱而熱愈盛。法宜於薑、甘、苓、朮之內，副以清風疏木之品，鬱熱一除，即以附子溫其下焦，十有九宜。但法有工拙，時有早晚耳。

紙包數層，水濕，火中灰埋，煨熟，去皮臍，切片，砂鍋隔紙焙焦用，勿令黑。庸工用童便、甘草水浸，日久全是渣滓，毫無辣味，可謂無知妄作之至矣。

烏頭 味辛、苦，溫，入足厥陰肝、足少陰腎經。開關節而去濕寒，通經絡而逐冷痹，消腿膝腫疼，除心腹痞痛，治寒疝最良，療腳氣絕佳。

《金匱》烏頭湯，烏頭五枚、麻黃三兩、甘草三兩、黃耆三兩、芍藥三兩。治歷節腫疼，不可屈伸。以濕寒浸淫，流注關節，經絡鬱阻，故作腫痛。甘草培土，芍藥清肝，黃耆行其衛氣，麻黃通其經脈，烏頭去其濕寒也。

烏頭赤石脂丸，烏頭一分、炮，蜀椒一分，乾薑一兩，附子半兩，赤石脂一兩。治心痛徹背，背痛徹心。以寒邪衝逆，凌逼宮城。赤石脂保其心君，烏、附、椒、薑，驅逐其寒邪也。

大烏頭煎，大烏頭五枚。水三升，煎一升，去滓，入蜜二斤，煎令水老[1]。治寒疝臍痛腹滿，手足厥冷。以水寒木鬱，不得發越，陰邪凝結，衝突作痛。烏頭破寒氣之凝，蜜煎潤風木之燥也。

烏頭桂枝湯，烏頭三枚、桂枝三兩、芍藥三兩、甘草二兩、生薑三兩、大棗十二枚[2]。蜜[3]二升，前烏頭，減半，去滓，以桂枝湯五合，煎一升。治寒疝腹痛。以肝腎寒邪，同犯脾土，桂枝補土疏木，烏頭破其寒凝也。

赤丸方在硃砂。用之治寒氣厥逆，以其驅寒而降逆也。

烏頭溫燥下行，其性疏利迅速，開通關腠，驅逐寒濕之力甚捷。凡歷節腳氣、寒疝冷積、心腹疼痛之類，並有良功。

制同附子，蜜煎，取汁用。

蛇床子 味苦、辛，微溫，入足太陰脾、足厥陰肝、足少陰腎經。暖補命門，溫養子宮，興丈夫玉麈[4]痿弱，除女子玉門寒冷。

《金匱》蛇床子散，蛇床子。爲末，以米白粉少許，和合如棗核大，綿

---

〔1〕老 《說文》：“老者，久也。”此處指超久煎。

〔2〕大棗十二枚 原脫，諸本均同，據《金匱懸解》卷十七、《金匱要略·腹滿寒疝宿食病脈證治》補。

〔3〕蜜 原作“水”，諸本均同，據《金匱懸解》卷十七、《金匱要略·腹滿寒疝宿食病脈證治》改。

〔4〕麈（zhǔ 主） 指陰莖。

裹，納之自温。治婦人陰寒。蛇床子温肝而暖腎，燥濕而去寒也。

　　蛇床子温燥水土，暖補腎肝，壯陽宜子，男女皆良。療前陰寒濕腫痛，理下部冷痺痠疼，斷赤白帶下，收溲尿遺失。浴疥癬痂癩，熏痔漏頑瘡。打撲、驚癇、脱肛、脱陰並效，漱牙痛、吹聤耳、浴男子陽痿絶佳。

　　去殻取仁，微研用。作浴湯，生用。

清·黃元御 撰

玉楸藥解

昔神農解藥，黃帝傳醫，仲景先生繼農黃立法，聖作明述，於是焉備。

癸酉[1]仲春[2]，既解長沙藥性，而仲景未用之藥，散在後世本草，數百千載，狂生下士，昧昧用之，以毒兆民。農黃以往，仲景云[3]徂，後之作者，誰復知醫解藥！諸家本草率皆孟浪之談。明時李時珍修《綱目》，博引庸工訛謬之論，雜以小說稗官，仙經梵志，荒唐無稽，背馳聖明作述之義幾千里矣！玉楸子悲憶昔人，愴念來者，甲戌[4]三月，成《傷寒說意》，五月成《素靈微蘊》，六月復作《玉楸藥解》，八月癸丑告成，此愚書之第八部也。

蕭蕭古寺，落落荒齋，感歲月之已晚，傷春秋之欲暮，當伯玉[5]知非之時，值孔子學《易》之秋，事與之判[6]，年與之齊。慨世短而心長，念身微而愁劇。雖然子長作《史》，子雲草《玄》[7]，固當牢騷於創始之日，

---

〔1〕癸酉　乾隆十八年癸酉，即公元一七五三年。

〔2〕仲春　原作"春仲"，諸本均同，據《長沙藥解自序》:癸酉仲春……作《長沙藥解》乙轉。

〔3〕云　語助詞，無義。《詩·邶風·簡兮》:"云誰之思，西方美人。"

〔4〕甲戌　乾隆十九年甲戌，即公元一七五四年。

〔5〕伯玉　蘧伯玉，春秋末衛國大夫，名瑗。相傳他行年五十，而知四十九年之非，為人勤於改過，能進能退，與時無忤。孔子佩服他力求寡過，過衛時曾寄宿其家。

〔6〕判　《增韻》:"判，半也。"

〔7〕玄　原作"元"，避清聖祖玄燁諱，今改。"玄"，指《太玄經》，漢代楊雄撰。

亦必愉快於勒成之時者。志勵丁年[1]，書竣蒼首，十仞作井，一簣成山，此亦煙嵐著書之士，最爲破涕而笑者也。

嗚呼！有一代之功業，有千秋之勳猷，任兼將相，望重國家，宣沙漠之雄威，馳丹青之良譽。榮則榮矣，無何而古墓爲田，松柏成薪，豐碑已斷，綠字無存，傳觀故實，不能攷其姓名，遠綜先典，莫或搜其軼事。念滄桑之更變[2]，歎[3]陵谷之遷移，其間宏才遠略，豐功偉烈，生而光顯，沒而泯滅者，不知幾何？三不朽[4]事業，殊不在是，與其收功臣之帶礪[5]，享良相之茅土[6]，不如永日嘯歌，逍遙於黃葉青山下也。

　　　　　　　　　甲戌八月甲寅東萊[7]都昌[8]黃元御撰

---

〔1〕丁年　壯年也。《文選·答蘇武書》：“丁年奉使，皓首而歸。”《注》：“丁年，謂丁壯之年也。”

〔2〕更變　原作“變化”，據蜀本、集成本、石印本改。

〔3〕歎　原作“欢”，據蜀本、集成本、石印本改。

〔4〕三不朽　立德、立功、立言也。《左傳》襄二十四年：“太上有立德，其次有立功，其次有立言。雖久不廢，此謂之不朽。”

〔5〕帶礪　《史記·高祖功臣侯者年表》：“封爵之誓曰：使河如帶，泰山若礪。”在此借指封賞至豐。

〔6〕茅土　封邑也。《文選·答蘇武書》：“陵謂足下當享茅土之薦，受千乘之賞。”

〔7〕東萊　郡名，漢初置，屬青州，轄山東舊登州、萊州之地，治所在掖（今山東掖縣）。唐以後爲萊州，明清爲萊州府。

〔8〕都昌　縣名，漢初置，宋改名昌邑縣，延至今。明清屬萊州府。

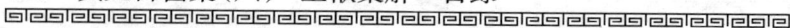

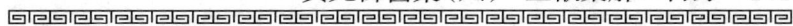

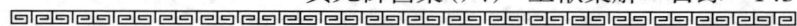

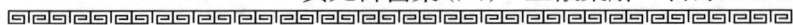

草部

蒼术 味甘、微辛,入足太陰脾、足陽明胃經。燥土利水,瀉飲消痰,行瘀鬱去滿,化癖除癥,理吞吐酸腐,辟山川瘴癘,起筋骨之痿頓,回溲溺之混濁。

白术守而不走,蒼术走而不守,故白术善補,蒼术善行。其消食納穀,止嘔住泄,亦同白术,而瀉水開鬱,則蒼术獨長。蓋木爲青龍,因己土而變色,金爲白虎,緣戊土而化形。白术入胃,其性靜專,故長於守,蒼术入脾,共性動蕩,故長於行。入胃則兼達辛金而降濁,入脾則並走乙木而達鬱。白术之止渴生津者,土燥而金清也[1],蒼术之除酸而去腐者,土燥而木榮也。白术偏入戊土,則納粟之功多,蒼术偏入己土,則消穀之力旺。己土健則清升而濁降,戊土健則濁降而清亦升。然自此而達彼者,兼及之力也,後彼而先此者,專效之能也,若是脾胃雙醫,則宜蒼术、白术並用。

茅山者佳。製同白术。新製雙术法列左。選於茅二术堅實肥鮮者各一斤[2],別器泔浸,換水,令潤透,去皮,切片,曬用。黃耆、沙參、生薑、半夏各八兩,煎濃汁,浸白术。大棗、龍眼、砂仁各八兩,煎濃汁,浸蒼术。各用磁盤,隔布鋪蓋濕米,砂鍋蒸透,曬乾。再浸再蒸,汁盡而止。量加煖水溫中之品合煎,久餌實能延年却老。

---

〔1〕也 原脱,據蜀本、集成本、石印本補。

〔2〕斤 原作“觔”,諸本均同。《葛長庚金丹賦》:“藥材觔兩。”《漢書·貨殖傳》作“斤”。從斤爲正,因改。下同。

戊己轉運，水火交濟，環鉛聚汞[1]之理。醫家不解，妄以滋陰之藥，促命夭年，甚可恨也！黃土炒白术，芝麻炒蒼术，無知妄作，不通之極！

黃精 味甘，入足太陰脾、足陽明胃經。補脾胃之精，潤心肺之燥。

黃精滋潤醇濃，善補脾精，不生胃氣，未能益燥，但可助濕。上動胃逆，濁氣充塞，故多服頭痛。濕旺者不宜。《本草》輕身延年之論，未可盡信也。

砂鍋蒸，曬用。

鉤吻即野葛，形似黃精，殺人！

益智仁 味辛，氣溫，入足太陰脾、足陽明胃經。和中調氣，燥濕溫寒，遺精與淋濁俱療，吐血與崩漏兼醫。

凡男子遺精淋濁，女子帶下崩漏，皆水寒土濕，肝脾鬱陷之故。總之，木鬱亦生下熱，而熱究不在脾胃。庸工謂其相火之旺，胡說極矣！其脾胃上逆，則病吐血，往往紫黑成碗，終損性命。益智仁溫燥濕寒，運行鬱結，戊己旋轉，金水升降，故治諸證。然非瀉水補火、培土養中之藥，未能獨奏奇功。

去殼，炒研，消食亦良。

草豆蔻 味辛，氣溫，入足太陰脾、足陽明胃經。燥濕調中，運行鬱濁，善磨飲食，能驅痰飲，治胃口寒濕作痛，療腹中腐敗成積，泄穢吞酸俱效，蠻烟瘴雨皆醫，痎瘧堪療，霍亂可愈，反胃噎膈之佳藥，嘔吐泄利之良品，化魚骨肉停留，斷赤白帶下。

草豆蔻調和脾胃，溫燥寒濕，運行鬱濁，推宕[2]陳宿，亦與砂仁相仿，而性氣頗烈，內鬱稍重者宜之。

麵包裹[3]，煨研，去皮。

縮砂仁 味辛，氣香，入足太陰脾、足陽明胃經。和中調氣，行

---

〔1〕環鉛聚汞 原作“環鉛聚會”，據蜀本、集成本、石印本改。

〔2〕宕 蕩也。《正字通》：“宕，與蕩通。”

〔3〕裹 原作“糖”，據蜀本、集成本改。

鬱消渴[1]，降胃陰而下食，達脾陽而化穀，嘔吐與泄利皆良，咳嗽共痰飲俱妙，善療噎膈，能安胎姙，調上焦之腐酸，理下氣之穢濁[2]，除咽喉口齒之熱，化銅鐵骨刺之哽。

　　清升濁降，全賴中氣，中氣非旺，則樞軸不轉，脾陷胃逆。凡水[3]脹腫滿、痰飲咳嗽、噎膈泄利、霍亂轉筋、胎墜肛脱、穀宿水停、泄穢吞酸諸證，皆升降反常，清陷濁逆故也。瀉之則益損其虛，補之則愈增其滿，清之則滋其下寒，温之則生其上熱。緣其中氣堙鬱，清濁易位，水木下陷，不受宣瀉，火金上逆，不受温補也。惟以養中之味，而加和中之品，調其滯氣，使之迴旋，轉軸運動[4]，則升降復職，清濁得位。然後於補中扶土之內，温升其肝脾，清降其肺胃，無有憂矣。和中之品，莫妙如砂仁，沖和條達，不傷正氣，調理脾胃之上品也。

　　去殼，炒研，湯沖服，則氣足。

　　補骨脂　味辛、苦，氣温，入足太陰脾、足少陰腎、手陽明大腸經。温脾煖腎，消水化食，治膝冷腰疼，療腸滑腎泄，能安胎墜，善止遺精，收小兒遺溺，興丈夫痿陽，除陰囊之濕，愈關節之涼。

　　陽衰土濕之家，中氣堙鬱，升降失位，火金上逆，水木下陷。夜而陰旺濕增，心腎愈格。子半陽生之際，木氣萌生，不得上達，温氣下鬱，遂興陽而夢泄。此宜燥土瀉濕，升脾降胃，交金木而濟水火。道家媒合，嬰兒姹女[5]，首[6]重黃婆[7]。玄理幽妙，醫工不解也。

　　補骨脂温暖水土，消化飲食，升達肝脾，收斂滑泄、遺精帶下、

---

〔1〕渴　諸本均同，據砂仁功能，作"滿"較妥。

〔2〕調上焦之腐酸，理下氣之穢濁　諸本均同，據醫理，作"調上逆之腐酸，理下泄之穢濁"較妥。

〔3〕水　原作"瘕"，據蜀本、集成本、石印本改。

〔4〕使之迴旋，轉軸運動　他本均作"使樞軸迴旋運動"，義勝。

〔5〕女　原作"婦"，據集成本、石印本改。

〔6〕首　原脱，據蜀本、集成本、石印本補。

〔7〕黃婆　道家稱脾爲黃婆。《東坡集·與孫運句書》："脾能母養餘藏，故養生家謂之黃婆。"

溺多便滑諸證，甚有功效。方書稱其延年益壽，雖未必信，然要亦佳善之品也。

鹽酒拌潤，炒研，曬乾用。

同青鹽、乳香，搽日久牙瘵[1]。

肉豆蔻　味辛，性溫，氣香，入足太陰脾、足陽明胃經。溫中燥土，消穀進食，善止嘔吐，最收泄利，治寒濕腹痛，療赤白痢疾，化痰水停留，磨飲食陳宿。

肉豆蔻調和脾胃，升降清濁，消納水穀，分理便溺，至爲妙品。而氣香燥，善行宿滯，其[2]性斂澀，專固大腸，消食止泄，此爲第一。

麪包，煨研，去油，湯沖。

肉蔻辛香，頗動惡心，服之欲嘔，宜蜜小丸，烘乾，湯送。

胡蘆巴　味苦、辛，氣溫，入足陽明胃、足少陰腎經。瀉濕驅寒，破瘕消疝。

胡蘆巴苦溫下行，治水土濕寒，腹脇滿脹、寒疝冷瘕、囊墜脚腫之證。

白豆蔻　味辛，氣香，入足陽明胃、手太陰肺經。降肺胃之衝逆，善止嘔吐，開胸膈之鬱滿，能下飲食，噎膈可效，痎瘧亦良，去睛上翳障，消腹中脹疼。

白豆蔻清降肺胃，最驅膈上鬱濁，極療惡心嘔噦。嚼之辛涼清肅，肺府鬱煩，應時開爽。秉秋金之氣，古方謂其大熱，甚不然也。

研細，湯沖。

紅豆蔻　味辛，氣溫，入足太陰脾、足陽明胃經。治脾胃濕寒，痛脹皆消，療水穀停瘀，吐泄俱斷，善止霍亂瘧痢，能除反胃噎膈，去胸腹之酸穢，散山川之瘴癘。

紅豆蔻調理脾胃，溫燥濕寒，開通瘀塞，宣導污濁，亦與草豆蔻無異，而力量稍健，內瘀極重者宜之。上熱易作鼻衄牙痛之家，盡屬中下濕寒，膽火不降，當溫燥中下，候上熱不作而用之。

---

〔1〕瘵　蜀本、集成本、石印本作“痛”。

〔2〕其　原作“質”，據蜀本、集成本、石印本改。

去殼，研用。

紅豆蔻即良薑子，與良薑性同。

大茴香 味辛，微溫，入足陽明胃、足少陰腎經。降氣止嘔，溫胃下食，暖腰膝，消癀疝。

茴香性溫下達，治水土濕寒，腰痛、腳氣、固瘕、寒疝之證。

香附 味苦，氣平，入足太陰脾、足厥陰肝經。開鬱止痛，治肝家諸證。但肝以風木之氣，升達不遂，則生風燥，香附降伏之性，最不相宜，香燥之氣，亦正相反。庸工香附諸方造作，謬妄不通。

蓽撥 味辛，氣溫。入足太陰脾、足陽明胃經。溫脾胃而化穀，暖腰膝而止痛，吐泄皆醫，疝瘕並效。

蓽撥辛燥溫暖，治水穀不消、腸鳴水泄、心腹疼脹、嘔逆酸心之病甚佳。

醋浸，焙用。

蓽撥與蓽澄茄性味相同，功效無殊，皆胡椒類也。

藿香 味辛，微溫，入足太陰脾、足陽明胃經。降逆止嘔，開胃下食。

藿香辛溫下氣，善治霍亂嘔吐、心腹脹滿之病。煎漱口臭。

香薷 味辛，微溫，入足陽明胃、足太陽膀胱經。利水瀉濕，止嘔斷痢，溫胃調中，治霍亂、腹痛、吐利之證，利小便，消水腫，止鼻衄，療腳氣。庸工用之治暑病。

蓽澄茄 味辛，氣溫，入足太陰脾、足陽明胃經。溫燥脾胃，消納水穀，能止脹痛，善除嘔吐。

澄茄[1]溫燥之性，甚宜脾胃寒濕，下氣降濁，進食消穀，治霍亂吐泄、反胃噎膈之病。

酒浸，炒用。形似胡椒。

使君子 味甘，微溫，入足太陰脾、足厥陰肝經。利水燥土，殺蟲止泄。

---

〔1〕澄茄 原脫，據蜀本、集成本、石印本、本書前後文例補。

使君子[1]燥濕溫中，疏木殺蟲，治小便白濁，大便泄利，痞塊，癥瘕。

每月上旬，取仁數枚，空腹食之，蟲皆死。

戒飲熱茶，犯之則泄。

威靈仙 味苦，微溫，入足太陰脾、足厥陰肝經。起癱開痹[2]，化癖行痰。

威靈仙[3]瀉濕驅風，行痰逐飲，治手頑足痹，腰痛膝頓，老血風癢，積水停痰。虛家勿用。

白附子 味辛、甘，性溫，入足太陰脾、足厥陰肝經。驅風瀉濕，逐痹[4]行痰，溫燥發瀉，表散風濕，治中風失音，鼻口偏斜，耳聾喉痹，疥癬疝瘕，面上黑䵟，陰下濕癢。行痰涎，止唾。

慈菰 味甘，微寒，入足太陰脾、足厥陰肝經。下食消穀，止血磨癥，摧產下衣，行血通經。

慈菰[5]甘寒通利，破產後瘀血，開小便澀淋，滑胎下衣。姙婦忌食。

牽牛子 味甘，氣寒，入足陽明胃、手陽明大腸、手太陽小腸、足太陽膀胱經。逐痰瀉水，破聚決壅。

牽牛子[6]下停痰積水、宿穀堅瘕，殺蟲瀉蠱，除腫消脹，溺癃便結、風刺雀斑之證皆醫。功力甚猛，虛者勿服。

去皮，研末用[7]。

何首烏 味甘，澀，氣平，入足厥陰肝經。養血榮筋，息風潤燥，斂肝氣之疏泄，遺精最效，舒筋脈之拘攣，偏枯甚良，瘰癧癰腫皆消，崩漏淋漓俱止，消痔至妙，截瘧如神。

---

〔1〕使君子　原脱，諸本均同，據本書前後文例補。

〔2〕痹　原作“脾”，音近之誤，據蜀本、集成本、石印本改。

〔3〕威靈仙　原脱，據蜀本、集成本、石印本、本書前後文例補。

〔4〕痹　原作“車”，據蜀本、集成本、石印本改。

〔5〕慈菰　原脱，據蜀本、集成本、石印本補。

〔6〕牽牛子　原脱，諸本均同，據本書前後文例補。

〔7〕用　原脱，據蜀本、集成本、石印本補。

滋益肝血，榮舒筋脈，治中風左半偏枯之病甚佳。輔以燥土暖水之味，佐以疏木導經之品，絕有奇功，而不至助濕敗脾，遠勝地黃、龜膠之類。方書謂其黑髮烏鬚，悅顏却老，理頗不虛。蓋陰者，陽之宅也，肝血溫升，生化魂神，血敗則溫氣亡泄，魂神脫矣，未有宮室毀壞而主人無恙者也。

何首烏滋肝養血，則魂神暢茂，長生延年，理有必至。但宜加以扶陽之藥，不可參以助陰之品。庸工開補陰之門，龜、地之殺人多矣。

米泔換浸一兩天，銅刀切片，黑豆拌匀，砂鍋蒸曬數次。

肉蓯蓉　味甘、鹹，氣平，入足厥陰肝、足少陰腎、手陽明大腸經。暖腰膝，健骨肉，滋腎肝精血，潤腸胃結燥。

凡糞粒堅小，形如羊屎，此土濕木鬱，下竅閉塞之故。穀滓在胃，不得順下，零星傳送，斷落不聯，歷陽明大腸之燥，煉成顆粒，秘澀難通。總緣風木枯槁，疏泄不行也。一服地黃、龜膠，反益土濕，中氣愈敗矣。

肉蓯蓉[1]滋木清風，養血潤燥，善滑大腸而下結糞。其性從容不迫，未至滋濕敗脾，非諸潤藥可比。方書稱其補精益髓，悅色延年，理男子絕陽不興，女子絕陰不產，非溢美之詞。

鎖陽　味甘，微溫，入足厥陰肝經。補血滋陰，滑腸潤燥。

鎖陽[2]滋肝養血，潤大腸枯燥，榮筋起痿，最助陽事，性與肉蓯蓉同。

丹參　味甘，氣平，入足厥陰肝經。行血破瘀，通經止痛，癥瘕崩漏兼醫，磨堅破滯，行瘀血，調經[3]安胎，一切癰疽、痂癩、瘿瘤、疥癬皆良。《本草》謂其破宿血，生新血，落死胎，疏通血脈，治腳膝痿痹。走[4]及奔馬，行血之良品也。

〔1〕肉蓯蓉　原脫，據蜀本、集成本、石印本、本書前後文例補。

〔2〕鎖陽　原脫，諸本均同，據本書前後文例補。

〔3〕調經　原作“經脈”，據蜀本、集成本、石印本改。

〔4〕走　迅利也。《釋名》：“疾趨曰走。”

澤蘭 味苦，微温，入足厥陰肝經。通經活血，破滯磨堅，胎產俱良，瘕癥頗善，止腰腹疼痛，消癰疽熱腫，撲打吐衄能瘳。

澤蘭[1]辛温香散，行血破瘀，通[2]脈安胎，一切癰疽癥瘕、金瘡撲打、吐衄諸證皆醫。而氣味和平，不傷迅利，行經化結之良品也。

益母草 味苦、辛，氣平，入足厥陰肝經。活血行經，破瘀通脈，胎產崩漏、癰疽癥瘕[3]、跌打損傷悉效。調經行血，治一切血證。破瘀掃腐，下死胎，摧胞衣，並醫各色瘡瘍。女子良藥。

劉寄奴 味苦，微温，入足厥陰肝經。活血行瘀，化癥破結，善行瘀血，凡經期產後、湯火跌撲、血瘀諸證俱瘳，止便溺失血，金瘡不收口並捷。

延胡索 味苦、辛，微温，入足厥陰肝經。調經破血，化塊消癥，專行滯血，治經瘀腹疼，化積聚癥瘕，理跌撲損傷。

胭脂 味甘，氣平，入足厥陰肝經。活血行瘀，消腫止疼。

此紅蘭花所作，活血與花同。

藘茹 味辛，微寒，入足厥陰肝經。行老血，破宿癥，掃除凝血，消磨瘀肉。有去腐決壅之力，《素問》同烏鰂骨治婦人血枯，王氏以爲去惡也。

薑黃 味甘，苦，性寒，入足厥陰肝經。破血化癥[4]，消腫敗毒，破瘀血宿癥，消撲損癰疽，止心腹疼痛，平疥癬初生。

地榆 味苦，氣寒，入足厥陰肝經。瀉熱清肝，涼營止血。

地榆[5]苦寒沉降，止吐衄便溺、崩漏金瘡諸血。但大凡失血證，内寒者多而熱者少，庸工以治下焦血病，最不通。

三七 味甘，微苦，入足厥陰肝經。和營止血，通脈行瘀。

三七[6]行瘀血而斂新血，凡產後、經期、跌打、癰腫，一切瘀血

〔1〕澤蘭 原脱，諸本均同，據本書前後文例補。
〔2〕通 原作"經"，據蜀本、集成本、石印本改。
〔3〕癥瘕 原作"瘕癥"，據蜀本、集成本、石印本乙轉。
〔4〕癥 原作"瘕"，據蜀本、集成本、石印本改。
〔5〕地榆 原脱，據蜀本、集成本、石印本補。
〔6〕三七 原脱，諸本均同，據本書前後文例補。

皆破，凡吐衄、崩漏、刀傷、箭射，一切新血皆止[1]，血產[2]之上藥也。

　　蒲黃　味甘，氣平，入足厥陰肝經。行瘀止血。

　　蒲黃[3]亦行瘀血而斂新血，經產、癰疽、癥瘕、跌撲能破，吐衄、崩漏、痔瘡、痢疾[4]鮮血能止，調經止帶、安胎下乳、心腹諸證，下衣摧生皆善。

　　續斷　味苦，微溫，入足厥陰肝經。行血破瘀，斂營補損。

　　續斷行瘀血而斂新血，崩漏、癥瘕、癰疽、瘰癧、淋漓、痔瘻、跌打、金瘡諸血，能止能行。有回虛補損，接骨續筋之力。

　　大薊　味苦，微溫，入足厥陰肝經。回失紅，行瘀血。

　　大薊[5]亦行瘀血而斂新血，吐衄、崩漏、癰疽、跌打，及腸癰、血積、金瘡、蠱毒、蟲毒俱治。

　　小薊性同，而力猶薄，不能瘳癰消腫，但破血耳。

　　茜草　味苦，微寒，入足厥陰肝經。通經脈瘀塞，止營血流溢。

　　茜草[6]亦行瘀血，斂新血，吐衄、崩漏、跌打、損傷、痔瘻、瘡癰俱治。

　　即染紅茜草根[7]。

　　紫草　味苦，氣寒，入足厥陰肝經。清肝涼血，瀉火伐陽。

　　紫草疏利，涼血活瘀，寒胃滑腸。痘色紅紫之證，緣營閉衛虛，不能外達，庸工以爲血瘀，用紫草治之，百治百死。今古不悟，可惡！

　　三稜　味苦，氣平，入足厥陰肝經。破滯行瘀，消積化塊[8]。

---

〔1〕止　原作“出”，據蜀本、集成本、石印本改。

〔2〕產　他本均作“病”，義勝。

〔3〕蒲黃　原脫，據蜀本、集成本、石印本補。

〔4〕疾　原作“痰”，諸本同，據文義改。

〔5〕大薊　原脫，據蜀本、集成本、石印本補。

〔6〕茜草　原脫，據蜀本、集成本、石印本補。

〔7〕即染紅茜草根　他本均不載，疑其上有脫文。

〔8〕破滯行瘀，消積化塊　原作“行瘀清積化塊”，據蜀本、集成本、石印本改。

三稜[1]磨積聚癥瘕，善破老血，通經利氣，下乳墮胎，止經產心腹諸痛[2]，消跌撲損傷諸瘀，輭瘰瘍癰腫堅鞕。

莪术 味苦、辛，微溫，入足厥陰肝經。破滯攻堅，化結行瘀。

莪，俗作术，消癖塊，破血癥[3]，化府藏痼冷，散跌撲停瘀，通經開閉，止痛散結。

醋炒用[4]。

鉤籐鉤 味甘，微溫，入足厥陰肝經。瀉濕清風，止驚安悸，治木鬱筋惕、驚悸、瘈瘲。

蒼耳子 味苦，微溫，入足厥陰肝經。散風濕拘攣，瀉濕去風，治肢節攣痛，瘰癧疥癩，風瘙癮疹。

葉主發散風濕。

豨薟草 味苦，氣寒，入足厥陰肝經。止麻木，伸拘攣，通利關節，驅逐風濕，瘡瘍癰腫，服塗皆善。

研末，熱酒沖[5]服，治疔瘡腫毒，汗出則愈。不可治中風。

羌活 味苦，氣平，入足厥陰肝經。通關逐痹，發表驅風。

羌活[6]瀉濕除風，治中風痿[7]痹喎斜、關節攣痛、皮膚瘙癢、癰疽疥癩諸病。

獨活，性同。

天麻 味辛，微溫，入足厥陰肝經。通關透節，瀉濕除風，治中風痿痹癱瘓、腰膝牽強、手足拘攣之證，兼消壅腫。

荆芥 味辛，微溫，入足厥陰肝經。散寒發表，除風[8]，治鼻口

―――――――――

〔1〕三稜 原脱，據蜀本、集成本、石印本補。

〔2〕痛 原作"病"，諸本均同，據三稜功用、上下文義改。

〔3〕消癖塊，破血癥 原作"消癖，破血塊血癥"，據蜀本、集成本、石印本改。

〔4〕用 原脱，據蜀本、集成本、石印本補。

〔5〕沖 原脱，據蜀本、集成本、石印本補。

〔6〕羌活 原脱，諸本均同，據本書前後文例補。

〔7〕痿 他本均作"痹"，義勝。

〔8〕除風 他本均作"瀉濕除風"，義勝。

喎斜、肢體痿[1]痹、筋節攣痛、目弦頭旋之證。消瘰癧疥癩，痔瘻瘰癧，除吐衄崩漏，脫肛陰癩。

秦艽　味苦，氣平，入足厥陰肝經。發宣經絡，驅除風濕，治中風癱瘓、濕家筋攣骨痛、黃疸之證。

甘菊花　味甘，氣平，入足厥陰肝經。清風止眩，明目去翳。

菊花[2]清利頭目，治頭目[3]疼痛、眩暈之證。庸工凡治頭目，無不用之，今古相承，不見其效。不知頭目眩暈，由濕盛上逆，濁氣充塞，相火失根，升浮旋轉而成。愚妄以爲頭風，而用發散之藥，此千試不靈之方也。

青葙子　味苦，微寒，入足厥陰肝經。清肝瀉熱，明目驅風，治眼病赤腫，紅翳青盲。此庸工習用之藥。

穀精草　味苦，微溫，入足厥陰肝經。明目清風，去翳消障。

穀精草[4]苦[5]溫發散，庸工治頭痛目翳之證，謂其能愈頭風，愚妄極矣！

木賊草　味苦，微溫，入足厥陰肝經。明目退翳，清風止崩。

木賊草[6]磨翳清障，除漏止崩，解肌發汗，與麻黃同性。

木鼈子　味苦，微溫，入足厥陰肝經。頓堅化結，消腫破瘀，治惡瘡乳癰、痔瘻癭瘤、瘰癧粉刺、黚斑癖塊、疝氣之證。

番木鼈，治喉痹。

青蒿　味苦，氣寒，入足厥陰肝經。清肝退熱，瀉濕除蒸，治骨蒸熱勞，平疥癩痊癢，惡瘡久痢，去男子蒜髮[7]，止金瘡血流，醫一切濕熱之證。淋汁合和石灰，消諸瘀肉。

---

〔1〕痿　他本均作“痛”，義勝。

〔2〕菊花　原脫，據蜀本、集成本、石印本補。

〔3〕頭目　原脫，據蜀本、集成本、石印本補。

〔4〕穀精草　原脫，據集成本、石印本補。

〔5〕苦　原作“辛”，據蜀本、集成本、石印本改。

〔6〕木賊草　原脫，據蜀本、集成本、石印本補。

〔7〕蒜髮　即斑髮。《北齊書·慕容紹宗傳》：“吾自年二十已還，恒有蒜髮，昨來蒜髮忽然自盡。”

青黛　味鹹，氣寒，入足厥陰肝經。清肝瀉熱，涼膽除蒸，敷金瘡癰腫，療惡犬毒蛇諸傷。

龍膽草　味苦，大寒，入足厥陰肝、足少陽膽經。清肝退熱，涼膽瀉火。

龍膽草[1]除肝膽鬱熱，治眼腫赤痛，弩肉高起，療臟疸發黃，膀胱熱澀，除咽喉腫痛諸證。中寒者，勿服。

大青　味苦，大寒，入足厥陰肝、足少陽膽經。清風退火，瀉熱除蒸，治瘟疫斑疹，黃疸痢疾，喉痹口瘡。搗敷腫毒。

小青，同性。

夏枯草　味苦、辛，氣寒，入足厥陰肝、足少陽膽經。涼營瀉熱，散腫消堅，治瘰癧癭瘤、撲傷、血崩帶下、白點汗斑諸證。

鮮者熬膏佳。

山慈菇　味甘、辛，氣平，入足厥陰肝、足少陽膽經。消腫敗毒，頓堅化結，平瘡瘍腫鞕，治癰疽瘰癧、疔毒結腫、黶斑粉滓諸證，湧吐風狂痰涎。

沙參　味甘，稍苦，微涼，入手太陰肺經。清金除煩，潤燥生津。

沙參[2]涼肅沖淡，補肺中清氣，退頭上鬱火，而無寒中敗土之弊。但情性[3]輕緩，宜多用乃效。

山東、遼東者佳，堅脆潔白，迥異他產，一切瘡瘍疥癬、腫痛瘙癢皆效。

元參　味甘，微苦，入手太陰肺、足少陰腎經。清肺金，生腎水，滌心胸之煩熱，涼頭目之鬱蒸，瘰癧、斑疹、鼻瘡、喉痹皆醫。

元參[4]清金補水，凡瘡瘍熱痛、胸膈燥渴、溲便紅澀、膀胱癃閉之證俱善。清肺與陳皮、杏仁同服。利水合茯苓、澤瀉同服。輕清飄灑，不寒中氣，最佳之品。

〔1〕龍膽草　原脱，據蜀本補。
〔2〕沙參　原脱，諸本均同，據本書前後文例補。
〔3〕情性　蜀本同，他本均脱，據上下文義作“性情”義勝。
〔4〕元參　原脱，諸本均同，據本書前後文例補。

茅根　味甘，微寒，入手太陰肺、足太陽膀胱經。清金止血，利水通淋。

白茅根清金利水，斂血通經，治喘嗽煩渴，吐衄崩漏，經閉溺澀，水腫黃疸。

初生茅鍼，止衄血便血，收金瘡流血，消腫敗毒，下水潰癰。酒煎服。一鍼潰一孔，二鍼潰二孔。

花止吐血，治金瘡流血。

蘆根　味甘，性寒，入手太陰肺、足陽明胃經。降逆止嘔，清熱除[1]煩。

蘆根清降肺胃，消蕩鬱煩，生津止渴，除嘔下食，治噎噦懊憹之證。

蘆筍清肺止渴，利水通淋，解魚肉藥箭諸毒。

蘆葉清肺止嘔，治背疽肺癰。灰汁煎膏，蝕瘀肉，去黑子。

籜[2]治金瘡瘢[3]痕。

前胡　味苦，微寒，入手太陰肺經。清肺化痰，降逆止嗽。

前胡清金瀉火，治氣滯痰阻、咳逆喘促之證。

百部　味苦，微寒，入手太陰肺經。清肺止嗽，利水殺蟲。

百部清金潤肺，寧嗽降逆，殺白蟯蛕蟲，一切樹木蛀蟲，療疥癬瘙癢，消水氣黃腫，洗衣去蝨。

白蘚皮　味苦、性寒，入手太陰肺、足太陽膀胱經。清金止咳，利水清疸。

白蘚皮清金利水，治咳嗽上氣，黃疸溺癃，疥癬鼠瘻。

牛蒡子　味苦，氣平，入手太陰肺經。清風瀉濕，消腫敗毒。

牛蒡子發散風濕，清利咽喉，表隱疹鬱蒸，瀉氣膿水脹，歷節腫痛之證。庸工習用小兒疹病。

---

〔1〕除　原作“止”，據蜀本、集成本、石印本改。

〔2〕籜（tuò 唾）　筍殼也。《類篇》：“籜，竹皮也。”《文選·於南山往北山湖中瞻眺》詩：“初篁苞綠籜。”筍長成蘆，所脫之皮曰籜，俗謂之筍殼。

〔3〕瘢　原作“滅”，據蜀本、集成本、石印本改。

山豆根 味苦，氣寒，入手太陰肺經。清利咽喉腫痛，一切瘡瘍疥癬，殺寸白諸蟲。

金銀花 味辛，微涼，入手太陰肺、足厥陰肝經。涼肝清肺，消腫敗毒。

金銀花清散風濕，消除腫毒，治一切瘡瘍、楊梅、疥癬、痔瘻、痢疾之類，敷飲俱妙。功次木芙蓉。

馬兜鈴 味苦，氣寒，入手太陰肺經。清肺降逆，定喘止嗽。

馬兜鈴苦寒瀉火，清肺下衝，治咳逆痰喘、痔瘻腫痛，能解蛇蟲之毒。多用則吐。

紫蘇 味辛，微溫，入手太陰肺經。溫肺降逆，止喘定嗽。

紫蘇辛溫下氣，治咳逆痰喘、嘔吐飲食，利膈通腸，破結消癥。兼驅腰膝濕氣，解蠏毒毒人。

白芨 味苦，氣平，入手太陰肺經。斂肺止血，消腫散瘀。

白芨黏澀，收斂肺氣，止吐衄失血，治癰疽瘰癧、痔瘻疥癬、肝皰之病，跌打湯火金瘡之類俱善。

南星 味辛，性溫，入手太陰肺，足陽明胃經。降氣行瘀，化積消腫。

南星辛烈開通，治胃逆肺阻，胸膈壅滿，痰涎膠塞，頭目眩暈。磨積聚癥瘕，消癰疽腫痛，療麻痹拘攣，止吐血便紅，及疥癬疣[1]贅、喉痹口瘡、金瘡打損、破傷中風之類。功同半夏，而猛烈過之。

水浸二三日，去其白涎，用牛膽丸套者，治痰鬱肺熱甚佳[2]。

常山 味苦，性寒，入手太陰肺、足陽明胃經。吐痰瀉水，消脹除瘕。

常山苦寒迅利，排決痰飲，能吐能下。庸工以治痰瘧，有無痰不瘧之說，陋矣。

常山[3]即蜀漆根，生用多服，則作嘔吐。

---

〔1〕疣 原作“瘤”，據蜀本、集成本、石印本改。

〔2〕佳 原作“在”，據蜀本改。

〔3〕常山 原脫，諸本均同，據本書前後文例補。

蓖麻子 味苦，氣平，入手太陰肺、足太陽膀胱經。下胎衣，收子腸，拔腫毒，瀉水癥。

蓖麻子性善收引，敷足則下胎衣，塗頂則收子腸，貼鼻口喎斜，熏咽喉腫痹。熬膏貼膚，拔毒追膿，紙撚入鼻，開癃通閉。又性善走瀉，能利大小二腸，下飲澼水癥。兼消腫鞕，平療癧惡瘡。

石斛 味甘，氣平，入手太陰肺、足少陰腎經。降衝瀉濕，壯骨強筋。

石斛下氣通關，瀉濕逐痹，溫腎壯陽，暖腰健膝，治發熱自汗，排癰疽膿血，療陰囊濕癢，通小便淋漓。

浮萍 味辛，微寒，入手太陰肺經。發表出汗，瀉濕清風。

浮萍辛涼發表，治瘟疫斑疹，療肌肉麻痹、中風喎斜癱瘓，醫癰疽熱腫、隱疹瘙癢、楊梅粉刺、汗斑皆良[1]，利小便閉癃，消肌膚腫脹，止吐衄，長鬚髮。

薄荷 味辛，氣涼，入手太陰肺經。發表退熱，善瀉皮毛，治傷風頭痛，療瘰癧疥癬，癮疹瘙癢。滴鼻止衄，塗敷消瘡。

藁本 味辛，微溫，入手太陰肺、足太陽膀胱經。行經發表，瀉濕驅風。

藁本[2]辛溫香燥，發散皮毛風濕，治頭皰面皯、酒皶粉刺、疥癬之疾。

白芷 味辛，微溫，入手太陰肺、手陽明大腸經。發散皮毛，驅逐風濕。

白芷[3]辛溫香燥，行經發表，散風瀉濕，治頭痛鼻淵、乳癰背疽、瘰癧痔瘻、瘡痍疥癬、風痹瘙癢、皯皰疵[4]瘢之證。兼能止血行瘀，療崩漏便溺諸血，並醫帶淋之疾。刀傷蛇咬皆善，敷腫毒亦善。

貫仲 味苦，微寒，入手太陰肺、足厥陰肝經。止血行瘀，破積

---

〔1〕良　原作"驅"，據蜀本、集成本、石印本改。
〔2〕藁本　原脫，據蜀本、集成本、石印本補。
〔3〕白芷　原脫，據蜀本、集成本、石印本補。
〔4〕疵　他本均作"疻"，亦通。

殺蟲,收斂營血,消化瘀蒸,治吐衄崩帶,積聚痃癖,殺寸白諸蟲。

馬蘭　味辛,氣平,入手太陰肺、足厥陰肝經。止血破瘀,消疳除瘧,調營養血,破舊生新,治吐衄瘧痢,消酒疸[1]水腫,腹痛腸瘀,喉痹口緊,療金瘡折損,解蠱毒蛇傷、菌毒痔瘡。

土茯苓　味甘,氣平,入足少陰腎經。利水瀉濕,燥土健中,壯筋骨而伸拘攣,利關節而消壅腫,最養脾胃,甚止泄利。

土茯苓[2]燥土瀉濕,壯骨强筋,止泄斂腸,極有殊效。善治癰疽瘰癧,楊梅惡瘡。

燈心草　味淡,氣平,入足少陰腎經。利水通淋,瀉濕開癃。

燈心草利水滲濕,通小便淋澀。燒灰吹喉[3]。散止鼻衄,並治破傷血流之證。

木通　味辛,氣平,入足太陽膀胱經。通經利水,滲濕清熱。

木通孔竅玲瓏,通利竅墜,利水開癃,滲瀉膀胱濕熱。庸工利水方中,率多用之,而絕不得效。本草諸[4]家,未參驗耳。

萹蓄　味苦,氣平,入足太陽膀胱經。清利膀胱,滲瀉濕熱。

萹蓄利水瀉濕,治黃疸淋澀,消女子陰蝕,殺小兒蛔蟲,療浸淫疥癘、疸痔痛癢[5]之證。

海帶　味鹹,性寒,入足太陽膀胱經。行痰瀉火,消癭化瘤。

海帶[6]鹹寒疏利,清熱輭堅,化痰利水,治鼓脹癭瘤,與昆布、海藻同功。

昆布　味鹹,性寒,入足太陽膀胱經。瀉水去濕,破積輭堅。

昆布鹹寒清利,治氣臌水脹,癭瘤瘰癧,㿉疝惡瘡,與海帶、海藻同功。

地膚子　味苦,微寒,入足太陽膀胱經。利水瀉濕,清熱止淋。

---

〔1〕疸　原作"痕",據蜀本、集成本改。

〔2〕土茯苓　原脫,諸本均同,據本書前後文例補。

〔3〕燒灰吹喉　諸本均同,據文義,疑下有脫文。

〔4〕諸　原作"之",據蜀本、集成本、石印本、上下文義改。

〔5〕療浸淫疥癘,疸痔痛癢　他本均作"療淫疥癘疸,痔瘡痛癢"。

〔6〕海帶　原脫,據蜀本、集成本、石印本補。

地膚子[1]清利膀胱濕熱,治小便淋澀,療頭目腫痛、狐疝陰㿗、腰疼脇痛、血痢惡瘡、陽痿諸證。

苗、葉利水亦捷。

萆薢　味苦,氣平,入足太陽膀胱經。瀉水去濕,壯骨舒筋。

萆薢[2]疏瀉水道,驅經絡關節之濕,治手足痿痹癱瘓、小便白濁頻數諸證。並醫惡瘡痔瘻。

牛膝　味苦、酸,氣平,入足太陽膀胱、足厥陰肝經。利水開淋,破血通經。

牛膝[3]疏利水道,治小便淋澀疼痛,療膝脛痿痹拘攣,通[4]女子經脈閉結,起男子宗筋頓縮,破堅癥老血,消毒腫惡瘡、木器刺傷。搗敷金瘡,潰癰排膿。墮胎下衣、喉痹舌瘡、撲傷打損、癮疹風癩皆效。

其性下行,肝脾鬱陷者勿用。

旱蓮草　味甘、酸,入足少陰腎、足厥陰肝經。益肝腎,烏鬚髮。

旱蓮草[5]汁黑如墨,得少陰水色,入肝滋血,黑髮烏鬚。止一切失血,敷各種瘡毒。汁塗眉髮,其性速繁。

天雄　味辛,性溫,入足少陰腎、足厥陰肝經。驅寒瀉濕,秘精壯陽,溫腎榮筋,治陽痿精滑、膝攣腰痛、心腹疼痛、胸膈痰水,續筋接骨,化癖消癥,排癰疽膿血,起風痹癱瘓,治霍亂轉筋。

天雄即附子長大者,製法與附子同。煨,去皮臍,切片,隔紙焙乾。稍生服之,則麻木昏暈。

仙茅　味辛,氣溫,入足少陰腎、足厥陰肝經。壯骨強筋,暖腰溫膝。

仙茅暖水榮木,復脈清風,滋筋力,益房幃,治玉塵痿頓,皮膚

---

〔1〕地膚子　原脱,據集成本、石印本補。
〔2〕萆薢　原脱,據蜀本、集成本、石印本補。
〔3〕牛膝　原脱,據蜀本、集成本、石印本補。
〔4〕通　原脱,據蜀本、集成本、石印本補。
〔5〕旱蓮草　原脱,據蜀本、集成本、石印本補。

風癩。

去毛,糯米浸汁,去赤汗。

仙靈脾 味辛、苦,微溫,入足少陰腎、足厥陰肝經。榮筋强骨,起痿壯陽。

仙靈脾[1]滋益精血,溫補肝腎,治陽痿不舉,陰絕不生。消瘰癧,起癱瘓,清風明目,益志寧神。

亦名淫羊霍[2]。

羊脂拌炒。

巴戟天 味辛、甘,微溫,入足少陰腎、足厥陰肝經。强筋健骨,秘精壯陽。

巴戟天[3]溫補精血,滋益宗筋,治陽痿精滑,鬼交夢遺。驅逐脈風,消除痂癩。

去梗,酒浸,蒸曬。

蒺藜 味苦,微溫,入足少陰腎、足厥陰肝經。瀉濕驅風,斂精縮溺。

蒺藜子疏木驅風,治肝氣輸泄,精滑溺數,血淋白帶。白者良[4],與沙苑同性。

兔絲子 味酸,氣平,入足少陰腎、足厥陰肝經。斂精利水,暖膝溫腰。

兔絲子[5]酸澀斂固,治遺[6]精淋漓,膝冷腰痛。但不宜於脾胃[7],久服中宮壅塞,飲食不化,不可用以誤人。

覆盆子 味甘,氣平,入足少陰腎、足厥陰肝經。强陰起痿,縮溺斂精。

---

〔1〕仙靈脾 原脱,據蜀本、集成本、石印本補。

〔2〕霍 通"藿"。《漢書·鮑宣傳》:"漿酒霍肉。"注:"劉德曰:視肉如藿也。"

〔3〕巴戟天 原脱,據蜀本、集成本、石印本補。

〔4〕良 原脱,據蜀本、集成本、石印本補。

〔5〕兔絲子 原脱,據蜀本、集成本、石印本補。

〔6〕遺 原作"之",據蜀本、集成本、石印本改。

〔7〕於脾胃 原作"脾用",據蜀本、集成本、石印本改。

覆盆子[1]補肝腎精血，壯陽宜子，黑髮潤顏，治小便短數。

狗脊　味苦，氣平，入足少陰腎、足厥陰肝經。瀉濕驅寒，起痿止痛。

狗脊[2]瀉腎肝濕氣，通關利竅，強筋壯骨[3]，治腰痛膝疼，足腫腿弱，遺精帶濁。

去毛，酒蒸。

猴薑　味苦，微溫，入足少陰腎、足厥陰肝經。接骨斷，止牙痛。

猴薑[4]瀉濕通經，治關節疼痛，手足不仁，耳鳴牙疼，筋斷骨折。兼療腎泄。

亦名骨碎補。

遠志　味辛，微溫，入手少陰心、足少陰腎經。開心利竅，益智安神。

遠志[5]辛散開通，治心竅昏塞，胸膈痹痛。補腎壯陽，斂精止泄。療骨疽乳癰，一切瘡瘍腫毒。

菖蒲　味辛，氣平，入手少陰心經。開心益智，下氣行鬱。

菖蒲[6]辛烈疏通，開隧竅瘀阻，除神志迷塞，消心下伏梁，逐經絡濕痹，治耳目瞶聾，療心腹疼痛。止崩漏帶下、胎動半產，散癰疽腫痛、疥癬痔瘻。

生石中者佳。四川道地，萊陽出者亦可用。

地丁　味苦、辛，微寒，入手少陰心、足少陽膽經。消腫毒[7]，療瘡疥。

地丁[8]行經瀉火，散腫消毒，治癰疽瘰癧，疔毒惡瘡。敷食

---

〔1〕覆盆子　原脫，據蜀本、集成本、石印本補。

〔2〕狗脊　原脫，據蜀本、集成本、石印本補。

〔3〕強筋壯骨　原作"壯筋骨"，據蜀本、集成本、石印本改。

〔4〕猴薑　原脫，據蜀本、集成本、石印本補。

〔5〕遠志　原脫，據蜀本、集成本、石印本補。

〔6〕菖蒲　原脫，據蜀本、集成本、石印本補。

〔7〕腫毒　原作"毒腫"，據蜀本、集成本、石印本、下文"散腫消毒"乙轉。

〔8〕地丁　原脫，諸本均同，據本書前後文例補。

皆佳。

紫花地丁，更勝白花者，亦名蒲公英。蒲公英黃花，非白花[1]。

漏蘆 味鹹，微寒，入足少陰腎、足厥陰肝經。利水秘精，涼血敗毒。

漏蘆[2]鹹寒，利水瀉濕，清肝退熱，治失溺遺精，淋血便紅，眼痛目赤，背疽乳癰，痔瘻瘰癧，白禿金瘡，歷節帶下，泄利。治一切蟲傷跌打，惡瘡毒腫。排膿止血，服浴皆善。下乳汁最捷。

海金沙 味甘，性寒，入手太陽膀胱經。利水瀉濕[3]，開癃止淋。

海金沙[4]清瀉膀胱濕熱，治膏、血、砂、石諸淋，消鼓脹腫滿。

沙乃草上細粉，如蒲黃然。

千金子 味辛，微澀，入足陽明胃、手陽明大腸、手太陽小腸、足太陽膀胱經。瀉水下痰，決瘀掃腐。

千金子下停痰積水，一掃而空，功力迅速，遠勝他藥，亦不甚傷中氣。凡食積血塊，老癖堅癥，經閉胞轉，氣臌水脹，皆有捷效。兼瀉蟲毒，療蛇咬，點黑子贅疣，愈疥癬黶贅。

去殼服。白仁紙包，壓去油，净取霜，每服十餘粒。

亦名續隨子。

---

〔1〕蒲公英黃花，非白花 原脱，據蜀本、集成本、石印本補。

〔2〕漏蘆 原脱，據蜀本、集成本、石印本補。

〔3〕濕 原作"關"，據蜀本、集成本、石印本改。

〔4〕海金沙 原脱，諸本均同，據本書前後文例補。

木部

降香 味苦，微溫，入足太陰脾、手少陰心經。療梃刃傷損，治癰疽腫痛。

降香芳烈辛溫，燒之辟疫癘之邪，癰疽之病，與夫跌打金瘡、皮破血漏、筋斷骨傷皆療。

丁香 味辛，氣溫，入足太陰脾、足陽明胃經。溫燥脾胃，驅逐脹滿，治心腹疼痛，除腰腿濕寒，最止嘔噦，善回滑溏，殺蟲解蠱，化塊磨堅，起丈夫陽弱，愈女子陰冷。

丁香辛烈溫燥，驅寒瀉濕，暖中扶土，降逆升陷，善治反胃腸滑、寒結腹痛之證。

用母丁香。雄者為雞舌香。

木香 味辛，微溫，入足太陰脾、足陽明胃經。止嘔吐泄利，平積聚癥瘕，安胎保姙，消脹止痛。

木香辛燥之性，破滯攻堅，是其所長。庸工以治肝家之病，則不通矣。肝以風木之氣，凡病皆燥，最不宜者。

麪煨實大腸，生磨消腫病。

白檀香 味辛，微溫，入足陽明胃、足太陰脾、手太陰肺經。治心腹疼痛，消癥疝凝結。

白檀香辛溫疏利，破鬱消滿，亦治吐胝嘔泄之證，磨塗面上黑痣。

紫檀香破瘀消腫，止金瘡血漏，煎飲磨塗最良。

烏藥 味辛，氣溫，入足陽明胃、足太陰脾、手太陰肺經。破瘀瀉滿，止痛消脹。

烏藥辛散走瀉，治痛滿吐利、脹腫喘息、寒疝衝突、腳氣升逆之證。但不宜虛家，庸工以之治虛滿之病，非良法也。

檳榔 味苦、辛，澀，氣溫，入足太陰脾、足陽明胃經。降濁下氣，破鬱消滿，化水穀之陳宿，行痰飲之停留，治心腹痛楚，療山水瘴癘。

檳榔辛溫，下氣破滯，磨堅行瘀，敗陳宿之氣，亦有用之良材。若氣虛作滿，則損正益邪，不能奏效矣。

大腹子 味辛、苦，澀，氣溫，入足太陰脾、足陽明胃經。下氣寬胸，行鬱散濁。

大腹子即檳榔之別產，而大腹者，性既相同，效亦不殊。

大腹皮專治皮膚腫脹，亦甚不宜虛家。腫脹有根本，皮膚是腫脹之處所，非腫脹之根本也。庸工不知根本，但於皮膚求之，非徒無益，而又害之。

阿魏 味辛，氣臭，入足太陰脾、足厥陰肝經。辟溫禦瘴，破積消癥。

阿魏辛烈臭惡，化血積血癥，固瘕[1]癲疝，殺小蟲，消瘰母，辟溫疫瘴癘之災，解蘑[2]菰牛馬之毒。

阿魏生西番崑崙地，是木汁堅凝成冰，松脂漬膠，臭惡異常。炒研入碗，磁面崩損，成片而下，其剋伐剝蝕之力，無堅不破，化癖磨癥，此為第一。但可入膏藥敷貼，不宜湯丸服餌也。

炒焦，研細。

蘇木 味辛、鹹，氣平，入足厥陰肝經。調經行血，破瘀止痛。

蘇木善行瘀血，凡胎產癥瘕、瘡瘍跌撲、一切瘀血皆效。

血竭 味鹹，氣平，入足厥陰肝經。破瘀行血，止痛續傷。

血竭破瘀血癥瘕積塊、跌撲停瘀皆良，亦止鼻衄便血，並治惡瘡疥癬。

乳香 味辛，微溫，入足厥陰肝經。活血舒筋，消腫止痛。

---

〔1〕瘕 原作"痂"，音近形近之誤，據蜀本、集成本、石印本改。

〔2〕蘑 原作"蘑"，形近之誤，據蜀本、集成本、石印本改。

乳香活血行瘀,治心腹疼痛,消癰疽結腫,散風癮瘙癢,平跌打潰爛,止口眼喎斜,舒筋脈攣縮。

炒乾,研用。

没藥　味苦,氣平,入足厥陰肝經。破血止痛,消腫生肌。

没藥破血行瘀,化老血宿癥,治癰疽痔漏、金瘡杖瘡、跌撲損傷、一切血瘀腫痛,療經期産後、心腹疼痛諸證。

製同乳香。

棕櫚毛　味苦,澀,氣平,入足厥陰肝經。收斂失血,固澀腸滑。

棕櫚毛收澀之性,最能止血,凡九竅流溢,及金瘡跌打諸血皆止。

摘斷　燒灰存性用。

蕪荑　味辛,氣平,入足厥陰肝經。殺蟲破積,止痢消瘡。

蕪荑殺藏府諸蟲,磨氣積血癥,治痔瘻疥癬、一切諸瘡,止寒冷痢。

蘆薈　味苦,性寒,入足厥陰肝經。殺蟲消痔,退熱除疳。

蘆薈清熱殺蟲,治痔瘻疥癬。

亦名象膽。

肉桂　味甘、辛,氣香,性溫,入足厥陰肝經。溫肝暖血,破瘀消癥,逐腰腿濕寒,驅腹脅疼痛。

肝屬木而藏血,血秉木氣,其性溫暖。溫氣上升,陽和舒布,積而成熱,則化心火。木之溫者,陽之半升,火之熱者,陽之全浮也。人知氣之爲陽,而不知其實含陰精,知血之爲陰,而不知其實抱陽氣。

血中之溫,化火爲熱之原也。溫氣充足,則陽旺而人康,溫氣衰弱,則陰盛而人病。陽復則生,陰勝則死,生之與死,美惡不同,陽之與陰,貴賤自殊。蠢[1]飛蠕動,尚知死生之美惡,下士庸工,不解陰陽之貴賤,千古禍源,積成於貴陰賤陽之家矣。

欲求長生,必扶陽氣,扶陽之法,當於氣血之中,培其根本。陽根微弱,方胎水木之中,止[2]有不足,萬無有餘,世無溫氣太旺,而

---

〔1〕蠢　《説文》:“蠢,蟲動也。”

〔2〕止　僅也。《莊子·天運》:“仁義,先王之蘧廬也。止可以一宿,而不可久處。”

生病者。其肝家痛熱，緣生意不足，溫氣抑鬱，而生風燥，非陽旺而陰虛也。

　　肉桂溫暖條暢，大補血中溫氣。香甘入土，辛甘入木，辛香之氣，善行滯結，是以最解肝脾之鬱。

　　金之味辛，木之味酸，辛酸者，金木之鬱，肺肝之病也。蓋金之性收，木之性散，金曰從革[1]，從則收而革不收，於是作辛。木曰曲直[2]，直則散而曲不散，於是作酸。辛則肺病，酸則肝病，以其鬱也，故肺宜酸收而肝宜辛散。肺得酸收，則革者從降而辛味收，肝得辛散，則曲者宜[3]升而酸味散矣。事有相反而相成者，此類是也。肝脾發舒，溫氣升達，而化陽神。陽神司令，陰邪無權，却病延年之道，不外乎此。

　　凡經絡堙瘀、藏府癥結、關節閉塞、心腹疼痛等證，無非溫氣微弱，血分寒沍之故。以至上下脫泄，九竅不守，紫黑成塊，腐敗不鮮者，皆其證也。女子月期產後，種種諸病，總不出此。悉宜肉桂，餘藥不能。

　　肉桂本係樹皮，赤主走表，但重厚內行，所走者表中之裏。究其力量所至，直達藏府，與桂枝專走經絡者不同。

　　杜仲　味辛，氣平，入足厥陰肝經。榮筋壯骨，健膝强腰。

　　杜仲去關節濕淫，治腰膝酸痛、腿足拘攣，益肝腎，養筋骨。

　　五加皮　味辛，微溫，入足厥陰肝經。逐濕開痹，起痿伸攣。

　　五加皮通關瀉濕，壯骨强筋，治腰痛膝頓、足痿筋拘、男子陽痿囊濕、女子陰癢陰蝕、下部諸證。

　　蔓荆子　味苦，微溫，入足厥陰肝經。瀉風濕，清頭目。

　　蔓荆子發散風濕，治麻痹拘攣、眼腫頭痛之證。

　　頭目疼痛，乃膽胃逆升，濁氣上壅所致，庸醫以爲頭風，而用蔓荆子發散之藥，不通極矣！諸家本草，皆出下士之手，此等妄言，不

―――――――――

〔1〕金曰從革　語出《尚書·洪範》。

〔2〕木曰曲直　語出《尚書·洪範》。

〔3〕宜　諸本均同，據上下文義當作"直"。

勝其數。

密蒙花　味甘，微寒，入足厥陰肝經。清肺潤燥，明目去翳。

密蒙花清肝明目，治紅腫翳障。庸工習用，不效也。

治病不求其本，不解眼病根源，浪用一切清涼發散之藥，百治不得一效，此庸工之所以庸也。

大風子　味苦，微熱，入足厥陰肝經。搽疥癩，塗楊梅。

大風子辛熱發散，治風癬、疥癩、楊梅之證，取油塗抹。

研爛，器[1]收，湯煮，密封，煎黑如膏，名大楓子油。

槐實　味苦，性寒，入足厥陰肝經。涼血清風，潤腸消痔。

槐實苦寒，清肝家風熱，治痔瘻腫痛、陰瘡濕癢，明目止淚，清心除煩，墜胎催生，烏鬚黑髮，口齒熱痛，頭目暈眩，寒瀉大腸，潤燥開結。

楝子　味苦，性寒，入足厥陰肝經。瀉火除狂，利水止痛。

苦楝子清肝瀉熱，利水殺蟲，治瘟疫傷寒、煩躁狂亂，止腹痛溺癃、癩病痔瘻、大便下血。

亦名金鈴子。

竹瀝　味甘，性寒，入手太陰肺經。清肺行痰。

竹瀝甘寒疏利，清胸膈煩渴，開痰涎膠黏，治中風心肺鬱熱、孔竅迷塞之證。

鮮竹去節，火烘瀝下，磁器接之。其性雖寒，不至滑瀉腸胃，清上之藥，最爲佳品。

荊瀝　味甘，氣平，入手太陰肺經。化痰瀉熱，止渴清風。

荊瀝化痰驅風，治頭目[2]暈眩、中風不語之病。功與竹瀝相同，熱宜竹瀝，寒宜荊瀝。

榆白皮　味甘，氣平，入手太陰肺、足太陽膀胱經。止喘降逆，利水消腫。

榆白皮清金利水，治齁喘咳嗽、淋漓消渴，滑胎摧生，行血消

---

〔1〕器　他本均作“瓶”。

〔2〕目　原脱，據蜀本、集成本、石印本補。

腫，癰疽發背，瘰癧禿瘡。

木芙蓉 味辛，氣平，入手太陰肺、足厥陰肝經。清風瀉熱，涼血消毒。

木芙蓉清利消散，善敗腫毒，一切瘡瘍，大有捷效。塗飲俱善。

金櫻子 味鹹，性澀，入手陽明大腸、足厥陰肝經。斂腸止泄，固精斷遺。

金櫻子酸斂澀固，治泄利遺精。肝氣[1]鬱結者，不宜。酸斂之品，服之則遺精愈甚，當與升達之藥並用。

辛夷 味辛，微溫，入手太陰肺、足陽明胃經。瀉肺降逆，利氣破壅。

辛夷降瀉肺胃，治頭痛、口齒疼、鼻塞，收涕去齈[2]，散寒止癢，塗面潤膚，吹鼻療瘡。

亦名木筆花。

蘇合香 味辛，性溫，入手太陰肺、足厥陰肝經。辟鬼驅邪，利水消腫。

蘇合香走散開通，能殺蟲辟惡除邪，治腫脹疹痹[3]、氣積血癥，調和藏府，却一切不正之氣。

安息香 味辛、苦，氣溫，入手太陰肺、足厥陰肝經。除邪殺鬼，固精壯陽。

安息香溫燥竄走，治鬼支邪附、陽痿精遺、歷節疼痛，及心腹疼痛之病。熏服皆效。燒之神降鬼逃。

韶腦 味辛，性熱，入手太陰肺、足厥陰肝經。通經開滯，去濕殺蟲。

韶腦辛烈之性，通關透節，去濕，逐風寒，治心疼腹痛，脚氣牙蟲，疥癬禿瘡。箱籠席[4]簟，殺蠹辟蝨。

---

〔1〕氣 原脫，據蜀本、集成本、石印本補。
〔2〕齈 原脫，"肝"，據蜀本、集成本、石印本改。
〔3〕痹 原作："痺"，據蜀本、集成本、石印本改。
〔4〕席 通"蓆"。《孟子·滕文公》："其徒數十人，皆衣褐捆履織席以爲食。"

冰片 味辛,性涼,入手太陰肺、足厥陰肝經。去翳明目,開痹通喉。

冰片辛涼開散,治赤目白翳、喉痹[1]牙疼、鼻瘜、舌出腸脱,殺蟲消痔,開竅散火。

蕤仁 味甘,微溫,入手太陰肺、足厥陰肝經。明目止疼,退赤收淚。

蕤仁理肺疏肝,治眼病赤腫,目爛淚流,鼻癰衄血,痰痰阻隔。生治多睡,熟治不眠。

琥珀 味辛、甘,氣平,入手太陰肺、足厥陰肝經。明目去翳,安魂定魄。

琥珀涼肺清肝,磨障翳[2],止驚悸,除遺精白濁,下死胎胞衣,塗面益色,敷疔拔毒,止渴除煩,滑胎催生。

乳浸三日,煮頓,搗碎。

淡竹葉 味甘,微寒,入足太陽膀胱經。利水去濕,瀉熱除煩。

淡竹葉甘寒滲利,疏通小便,清瀉膀胱濕熱。

没石子 味苦,微溫,入足少陰腎、足厥陰肝經。補精血,烏鬚髮。

没石子性氣溫澀,治虛冷滑泄、赤白痢疾,合藥染鬚。燒灰撲汗,治陰汗。

亦名無餘子。

焙,研屑用。

桑椹 味甘,氣辛,入足太陽膀胱、足厥陰肝經。止渴生津,消腫利水。

桑椹滋木利水,清風潤燥,治消渴癃淋,瘰癧禿瘡,烏鬚黑髮。

桑葉治腳氣水腫,撲損金瘡,行瘀止渴,長髮明目。

桑枝治腳氣中風,喎斜拘攣,咳嗽上氣,紫白瘢風,消癰疽,利小便。

---

〔1〕喉痹 原作"頭痛",據蜀本、集成本改。
〔2〕翳 原脱,據蜀本、集成本、石印本補。

桑皮汁滅黑痣惡肉,敷金瘡,化積塊。

亦名木磏[1]。

桑花澀腸止嗽,治吐衄崩帶。

女貞子 味苦,氣平,入足少陰腎、足厥陰肝經。強筋健骨、秘精壯陽,補益精血,長養精神。

女貞子隆冬蒼翠,非其溫暖之性,不能如是。

楮實子 味甘,氣平,入足少陰腎、足太陽膀胱、足厥陰肝經。起痿助陽,利水消腫。

楮實子溫暖[2]肝腎,補益虛勞,壯筋骨,強腰膝,治陽事痿弱、水氣脹滿,明目去翳,充膚悅顏,療喉痹金瘡,俱效。

枸杞子 味苦、微甘,性寒,入足少陰腎、足厥陰肝經。補陰壯水,滋木清風。

枸杞子苦寒之性,滋潤腎肝,寒瀉脾胃,土燥便堅者宜之。水寒土濕,腸滑便利者,服之必生溏泄。《本草》謂其助陽,甚不然也。

根名地骨皮,清肝瀉熱,涼骨除蒸,止吐血齒衄、金瘡血漏,止熱消渴。

桑寄生 味苦,氣平,入足少陰腎、足厥陰肝經。壯骨榮筋,止血通乳。

桑寄生通達經絡,驅逐濕痹,治腰痛背強、筋痿骨弱、血崩乳閉胎動、腹痛痢疾、金瘡癰疽,堅髮齒,長眉鬚。

雷丸 味苦,性寒,入手少陰心、足厥陰肝經。殺蟲解蠱,止汗除癲。

雷丸清熱疏肝,殺寸白小蟲,驅風除癲,止小兒汗。久服令人陰痿。

甘草水浸,去皮,切,炮爲末,撲身止[3]汗。

天竺黃 味甘,性寒,入手少陰心、足少陽膽經。瀉熱寧神,止

---

〔1〕亦名木磏 原作夾注,據蜀本、集成本、石印本改。

〔2〕溫暖 原作"暖溫";據蜀本、集成本、石印本乙轉。

〔3〕止 原作"出",據蜀本、集成本、石印本改。

驚除痰。

　　天竺黃清君相火邪，治驚悸癲癇、中風痰迷、失音不語，明目安心，清熱解毒。

　　柏子仁　味甘、辛，氣平，入足少陰脾、手陽明大腸、手少陰心、足厥陰肝經。潤燥除濕，斂氣寧神。

　　柏子仁辛香甘澀，秉[1]燥金斂肅之氣，而體質則極滋潤，能收攝神魂，寧安驚悸，滑腸開秘，榮肝起痿，明目聰耳，健膝強腰，澤潤舒筋，斂血止汗。燥可瀉濕，潤亦清風，至善之品。

　　蒸曬春簸，取仁，炒研，燒瀝取油，光澤鬚髮。塗抹癬疥，搽黃水瘡濕，最效。

　　松子仁　味甘、辛，氣平，入手太陰肺、手陽明大腸、手少陰心、足厥陰肝經。潤燥清風，除濕開痹。

　　松子仁與柏子仁相同，收澀不及而滋潤過之，潤肺止咳，滑腸通秘，開關逐痹，澤膚榮毛，亦佳善之品。研揩鬚髮，最生光澤。

　　松子大如豆粒，光頭三角，出雲南、遼東，中原無此。

　　松香治癰疽疥痹、禿瘡血瘻，止痛生肌，排膿收口，止崩除帶，強筋固齒，歷節疼痛，陰囊濕癢。

　　松節治腰腿濕痹，筋骨疼痛。

　　松花止血。

---

〔1〕秉　原作"乘"，據蜀本改。

金石部

鐘乳 味甘,性溫,入足太陰脾、手太陰肺、足少陰腎、足厥陰肝經。寧嗽止喘,斂血秘精。

石鐘乳燥濕悍疾,治脾腎濕寒,遺精吐血,腸滑乳閉,虛喘勞嗽,陽痿聲啞,其功甚速。寒消濕去,食進氣充。恃此縱欲傷精,陽根升泄,往往發爲消淋癃疽之證,固緣金石慓悍,亦因服者恃藥力而雕斲[1]也。

硫磺 味酸,性溫,入足太陰脾、足少陰腎、足厥陰肝經。驅寒燥濕,補火壯陽。

石硫黃溫燥水土,驅逐濕寒,治虛勞咳嗽,嘔吐泄利,衄血便紅,冷氣寒痃,腰頓膝痛,陽痿精滑,癃疽痔瘻,疥癬癩禿。敷女子陰瘡,洗玉門寬冷,塗齆疣聤耳[2],消努肉頑瘡。

入蘿蔔[3]內,稻糠火煨熟,去其臭氣,研細用。

硝石能化硫爲水,以竹筒盛埋馬糞中,一月成水,名硫黃液。

硇砂 味辛,性溫,入足太陰脾、手太陰肺經。攻堅破結,化痞磨癥。

硇砂辛烈消剋,治氣塊血癥、老翳努肉、停食宿膽,疣痣贅瘤之屬。《本草》謂其暖胃益陽,消食止嗽,

---

〔1〕雕斲 "雕",損傷也,通"凋"。《左傳》昭八年:"民力雕盡。""斲",削也。《孟子·梁惠王》:"匠人斲而小之。""雕斲",損削也。

〔2〕齆疣聤耳 他本均作"鼻齆疣痣"。

〔3〕蔔 《唐韻》:"蔔,同菔。"

備載服食之法。如此毒物，能[1]使金石銷毀，何可入腹！但宜入膏散外用耳。

西番者佳。

金屑　味辛，性寒，入足陽明胃、手太陰肺經。鎮定魂魄，寧安驚悸。

金屑服之殺人，性同鴆酒，古人賜死，往往用此。《本草》謂其能止咳嗽吐血，驚悸癲癇。方士製煉服餌，以爲長生不死，荒妄極矣。或謂生者有毒，熟者無毒，胡説之至！庸工每常用之。即至少服，不至[2]殺人，而驚悸自有原本，鎮重之物，何能得[3]效！

砒霜　味苦、辛，性熱，入足太陰脾、手太陰肺、足厥陰肝經。行痰化癖，截瘧除蚼。

砒霜辛熱大毒，治寒痰冷癖、久瘧積痢，療痔漏瘰癧、心痛蚼喘、蝕癰疽腐肉，平走馬牙疳。

生名砒黄，煉名砒霜，經火更毒，得酒愈烈，過臍則生吐瀉，服一錢殺人！

花乳石　味酸、澀，氣平，入足厥陰肝經。止血行瘀，磨翳[4]消瘴。

花乳石功專止血，治吐衄崩漏，胎産刀杖，一切諸血。善療金瘡，合硫黄鍛鍊，敷之神效。亦磨遠年障翳，化瘀血老癥，落死胎，下[5]胞衣。

煅，研，水飛用。

密佗僧　味辛，氣平，入足厥陰肝經。寧嗽止驚，化積殺蟲。

密佗僧沉墜下行，能降痰止吐，化積除驚，寧嗽斷痢，止血消腫，平痔瘻汗斑、口瘡鼻齇、臁瘡骨疽之屬。

---

〔1〕能　原作"解"，據蜀本、集成本、石印本改。

〔2〕至　他本均作"致"。

〔3〕得　原脫，據蜀本、集成本、石印本補。

〔4〕翳　原作"鬱"，諸本均同，據下文"磨遠年障翳"改。

〔5〕下　原脫，據蜀本、集成本、石印本補。

研細,水飛。

空青　味苦,性寒,入足厥陰肝經。磨翳明目,化積行瘀。

空青清肝破滯,治目昏眼痛、赤腫障翳,通經下乳,利水消癥。

石子如卵,內含水漿,搖之有聲,其名空青,點久年翳膜青盲。殼亦磨障。亦有內裹白勃者,搽腫毒瘡瘤甚效。亦空青之別種,極難得也。

層青　味酸,性寒,入足厥陰肝經。明目去翳,破積殺蟲。

層青治眼痛赤爛多淚,明目,磨癥化積,亦同空青。

層青色如波斯青黛,層層而出,故名。

石青　味甘,氣平,入足厥陰肝經。明目止痛,消腫破癥。

石青清肝退熱,治目昏眼痛,跌打金瘡,消癰腫,化積聚,吐頑痰。

石綠　味酸,氣平,入足厥陰肝經。止泄痢,吐風痰。

石綠清涼重墜,治風痰壅悶,急驚昏迷。

青礞石　味鹹,氣平,入手太陰肺、足太陰脾經。化痰消穀,破積攻堅。

青礞石重墜下行,化停痰宿穀,破鞕塊老瘀。其性迅利,不宜虛家。庸工有滾痰丸方,用礞石、大黃,瀉人中氣,最可惡也。

海浮石　味鹹,氣平,入手太陰肺、足厥陰肝經。化痰止渴,破滯頓堅。

海浮石鹹寒通利,能化老痰,消積塊,止渴,通淋澀,去翳障,平瘰瘤,清金止嗽,瀉濕消疝。亦兼治疔毒惡瘡。

鐵銹　味鹹,氣平,入手太陰肺、足厥陰肝經。消腫敗毒,降逆清熱。

鐵銹重墜清降,消腫毒惡瘡,療蜘蛛蜈蚣諸傷。

銅青　味鹹,氣平,入手太陰肺、足厥陰肝經。止血行痰,消腫合瘡。

銅青[1]即銅綠，酸澀，能合金瘡，止血流，平牙疳[2]肉蝕，收爛弦冷淚，消膿瘡頑癬，療痔瘻楊梅，去風殺蟲，生髮點痣。功專外用，不入湯丸。醫書用吐痰，殊非良法。

石灰　味辛，性溫，入手太陰肺、手陽明大腸經。止血，化積殺蟲。

石灰溫暖燥烈，收濕驅寒，治癩疽疥癬，瘰癧癥瘕，痔瘻瘻疣，白癜黑痣，松刺瘜肉，水泄紅爛，赤帶白淫，脫肛陰挺，囊墜髮落，牙疼口喎。止痛合瘡，生肌長肉，墜胎殺蟲，染髮烏鬢，收金瘡血流。但可外用熏敷塗，不可服餌。

牛膽拌套，風乾者佳。

綠礬　味酸，性涼，入手太陰肺、手陽明大腸經。消癩化積，止血平瘡。

綠礬燥烈收澀，治痰涎瘧利，積聚脹滿，喉痹牙蟲，耳瘡眼疼，弦爛水腫，崩中便血，疥癬禿瘡之爛蛆生者。亦外用，未可輕服。

蓬砂　味鹹，性涼，入手太陰肺經。化痰止嗽，磨瞖消癥。

蓬砂消癥化瘀[3]，治癖積翳障，弩肉結核，喉痹骨鯁。《本草》謂其化痰止嗽，清肺生津，除反胃噎膈。此非循良之性，未可服餌也。

膽礬　味酸，性寒，入手太陰肺經。降逆止嗽，消腫化積。

膽礬酸澀燥收，能尅化癥結，消散腫毒，治齒痛牙疳，喉痹牙蟲，鼻內陰蝕，腳疽痔瘻，楊梅金瘡，白癜，一切腫痛。療帶下崩中，治上氣眼疼弦爛，瘋狗咬傷，百蟲入耳，腋下狐臭。吐風痰最捷。

爐甘石　味甘，氣平，入手太陰肺經。明目退瞖，收斂瘡肉。

爐甘石清金燥濕，治眼病紅腫、瞖障弦爛淚流，兼醫痔瘻下疳，止血消毒，並療陰囊濕癢。

爐甘石生金銀鑛，秉寒肅燥斂之氣，最能收濕合瘡，退瞖除爛。

---

〔1〕銅青　原脱，諸本均同，據本書前後文例補。
〔2〕疳　原作“兔”，據蜀本、集成本、石印本改。
〔3〕消癥化瘀　原作“消化瘀痰”，據蜀本、集成本、石印本改。

但病重根深，不能點洗收效，必須服藥餌，用拔本塞源之法。若眼科諸言，一派胡説，不可服也。

鍛紅，童便浸數次，水洗，研細，水飛。

珊瑚　味辛，氣平，入手太陰肺經。點眼去翳，吹耳[1]鼻止衄。

珊瑚磨翳消障，功載《本草》，而取效甚難，至謂化血止衄，則其説更荒誕。

瑪瑙　味辛，氣平，入手太陰肺經。點眼去翳，熨目消紅。

瑪瑙磨翳退障，存此一説可也，至於收功奏效，則未能矣。

石燕　味甘，性涼，入足少陰腎、足太陽膀胱經。利水通淋，止帶摧生。

石燕甘寒滲利，瀉膀胱濕熱，治淋瀝熱澀，溺血便血，消渴帶下，痔瘻障翳，齒動牙疼，卷毛倒捷。

石蟹　味苦、鹹，性寒，入手少陰心、足少陽膽經。清心瀉熱，明目磨翳。

石蟹鹹寒瀉火，治青盲白翳、瘟疾熱疾，催生落胎，行血消腫、癰疽熱毒，吹喉痹，解漆瘡。

石鼊　味苦，微涼，入足太陽膀胱經。通淋瀝，生肌肉。

石鼊清利膀胱，治石淋血結，磨服則下碎石。

石鰲　味甘，性涼，入足太陽膀胱經。通淋瀝，止便血。

石鰲清瀉膀胱，治小便淋瀝。

陽起石　味鹹，微温，入足少陰腎、足厥陰肝經。起痿壯陽，止帶調經。

陽起石温暖肝腎，強健宗筋，治寒疝冷瘕，崩漏帶下，陰下濕癢，腰膝酸疼，腹痛無子，經期不定。

吸鐵石　味辛，微寒，入足少陰腎、手太陰肺經。補腎益精。

吸鐵石收斂肺腎，治耳聾目昏，喉痛頸核，筋羸骨弱，陽痿脫肛，金瘡腫毒，咽鐵吞鍼。斂肝止血，種種功效，悉載《本草》，庸工用之，殊無應驗，非藥石中善品也。

---

〔1〕耳　蜀本、集成本、石印本無此字。

火鍜,醋淬,研細,水飛。

自然銅　味辛,氣平,入足少陰腎、足厥陰肝經。補傷續絕,行瘀消腫。

自然銅燥濕[1]行瘀,止痛續折,治跌打損傷、癥瘕積聚,破血消瘦,寧心定悸,療風濕癱瘓之屬。

自然銅收濕之力,與[2]無名異同。

火鍜,醋淬,研細,水飛。

無名異　味鹹,氣平,入足少陰腎、足厥陰肝經。接骨續筋,破瘀消腫。

無名異燥濕行瘀,消腫止痛,治金瘡打損,筋斷骨折、癰疽楊梅、痔瘻瘰癧、腳氣臁瘡之類。

無名異善收濕氣,調漆煉油,其乾甚速,至燥之品。

鐵落　味辛,氣平,入手少陰心、足少陽膽經。寧心下氣,止怒除狂。

生鐵落,《素問·病能論》用治怒狂。曰:生鐵落者,下氣疾也。肝主怒,肝虛則驚悸善恐,膽旺則風[3]狂善怒。鐵落鎮伏肝膽,收攝神魂,止驚除狂,是所長也。

鍼砂　味鹹,氣平,入手少陰心、足太陽膀胱經。寧神止驚,瀉濕消脹。

鍼砂鎮定心神,疏通水道,治驚癇,掃痰飲,治水脹,除黃疸[4],縮瘿瘤,染鬚髮。然金石重墜,未宜輕服。炒熨手足,去濕痹疼痛,甚效。

水銀　味辛,性寒,入手少陰心、足少陰腎經。殺蟲去蝨,止痛拔毒。

水銀大寒至毒,治疥癬痔瘻、楊梅惡瘡,滅白癜粉皰。但可塗

---

〔1〕濕　原作"溫",據蜀本、集成本、石印本、下文"自然銅收濕"改。

〔2〕與　原脫,據蜀本、集成本、石印本補。

〔3〕風　通"瘋"。《正字通》:"風,別作瘋。"

〔4〕疸　原作"疽",據集成本改。

搽，不可服餌，服之痿陽絶産，筋攣骨痛。

古人服方士燒煉水銀，以爲不死神丹，殞命夭年，不可勝數。帝王將士[1]多被其毒。古來服食求神仙，多爲藥所誤，其由來遠矣。

勿入瘡口。

輕粉 味辛，性寒，入足少陰腎、足厥陰肝經。搽疥癬，塗楊梅。

輕粉辛冷毒烈，服之筋骨拘攣，齒牙脱落。庸工用治楊梅惡瘡，多被其毒，不可入湯丸也。《本草》謂其治痰涎積滯，氣臌水脹。良藥自多，何爲用此？

輕粉即水銀、鹽、礬升煉而成者，其性燥烈，能耗血亡津，傷筋損骨。

元明粉 味辛、鹹，性寒，入手少陰心、手太陰肺經。瀉熱除煩，掃癥破結[2]。

元明粉鹹寒疏蕩，治心肺煩熱，傷寒發狂，眼痛鼻衄，宿滯老瘀。

元明粉乃朴硝、蘿蔔、甘草熬煉而成，是方士造作，以爲服食却病。之[3]藥瀉火伐陽，舍生取死，原非通製，不必用也。

百草霜 味辛，氣平，入足厥陰肝經。斂營止血，清熱消瘀。

百草霜專止失血，治吐衄便溺，治産漏諸血甚效。

百草霜[4]即竈内煙煤，與釜臍灰同性。

---

〔1〕將士 他本均作“卿相”。

〔2〕掃癥破結 原作“掃磨癥結”，據蜀本、集成本、石印本改。

〔3〕之 《玉篇》：“之，是也。”“是”，《博雅》：“是，此也。”

〔4〕百草霜 原脱，據蜀本、集成本、石印本補。

果部

龍眼 味甘,微温,入足太陰脾、足厥陰肝經。補脾養血,滋肝生精。

龍眼甘能益脾,潤可生精,滋肝木而清風燥,降心火而消熱煩,補陰生血,而不至滋濕伐陽,傷中敗土,至佳之品,勝歸地諸藥遠矣。以有益智之名,《本草》謂其寧神益智。神歸於血,智生於神,此亦固有之理也。至於驚悸不寐,根因濕旺胃逆,陽泄不藏。嚴氏歸脾,以爲血虛,而用龍眼,則難效矣。

荔枝 味甘,性温,入足太陰脾、足厥陰肝經。暖補脾精,温滋肝血。

荔枝甘温滋潤,最益脾肝精血。木[1]中温氣,化火生神,人身之至寶。温氣虧損,陽敗血寒,最宜此味。功與龍眼相同,但血熱宜龍眼,血寒宜荔枝。木鬱血熱,火泄金爍者,食之則齦腫鼻衄,非所當服。

乾者味減,不如鮮者,而氣質和平,補益無損,不至助火生熱,則大勝鮮者。其功生津止渴,悦色益顏,發[2]痘消瘡,治腫疔、瘰癧、贅瘤之類。

荔枝[3]核治癩疝囊腫。

甘蔗 味甘,微寒,入足太陰脾、足陽明胃經。瀉熱除煩。

蔗漿甘寒解酒清肺,故《漢書》有蔗漿折朝酲,王

---

〔1〕木　原作"之",據蜀本、集成本、石印本改。
〔2〕發　原作"登",據蜀本、集成本、石印本改。
〔3〕荔枝　原脱,據蜀本、集成本、石印本補。

維有大官還有蔗漿寒之語。土燥者最宜，陽衰濕旺者，服之亦能寒中下利。《本草》謂其下氣止嘔，則雖屬甘緩，亦頗疏利不壅。與白沙糖性同[1]，功用相彷。

甜瓜　味甘，性寒，入足太陰脾、足陽明胃經。清煩止渴，解暑涼蒸。

甜瓜甘寒疏利，甚清暑熱，但瀉胃滑腸，陽衰土濕者，食之必泄利。生冷敗脾，以此爲最。

蓮子　味甘，性平，入足太陰脾、足陽明胃、足少陰腎、手陽明大腸經。養中補土，保精斂神，善止遺泄，能住滑溏。

蓮子甘平，甚益脾胃，而固澀之性，最宜滑泄之家，遺精便溏，極有良效。

心名蓮薏，苦寒瀉火，治心煩上熱之證。陽虛火敗，去心用。

藕能活血破瘀，敷金瘡折傷。生食清肺止渴，蒸食開胃止泄。

蓮蕊固精止血，悦色烏鬚。

蓮房止崩漏諸證。

荷蒂能領諸藥，直至巔頂。

胡桃　味甘，澀，氣平，入足陽明胃、手太陰肺經。寧嗽止喘，利水下食。

胡桃核斂澀滋潤，能進飲食，止喘嗽，潤腸胃，通淋澀，除崩漏，消癭腫，敷瘰癧，塗疥癬，療頭瘡鼻齆聤耳、便血吞銅[2]、遺精失溺，澤膚潤腸，黑鬚烏髮，治腰疼、腹痛、寒疝、紅痢、醋[3]心之類，魚口、便毒、火燒、打損、疔瘡之屬。

油胡桃[4]治癭腫疥癬，楊梅禿瘡，潤澤鬚髮。

青皮染髭鬚白癜。

山查　味酸、甘，氣平，入足太陰脾、足厥陰肝經。消積破結，

---

〔1〕同　原作“平”，諸本均同，音近之誤，據上下文義改。
〔2〕吞銅　他本均不載。
〔3〕醋　原作“甜”，據蜀本改。
〔4〕桃　原作“核”，據蜀本、集成本、石印本改。

行血開瘀。

山查消剋磨化，一切宿肉停食、血癥氣塊皆除。

栗子　味甘、鹹，氣平，入足太陰脾、足少陰腎經。補中培土，養胃益脾。

《素問・藏氣法時論》：脾色黃，食鹽、大豆、豚肉、栗、藿皆鹹。戊土降於丁火，得離中之陰精，己土升於癸水，得坎中之陽氣，故苦則入胃，鹹則歸脾。栗子鹹甘入脾，補中助氣，充虛益餒。培土實脾，諸物莫逮，但多食則氣滯難消，少噉則氣達易剋耳。生食治腰腿不遂，生嚼塗筋骨碎斷。又消腫痛，行瘀血，破痃癖，去惡刺，出箭頭，止鼻衄，斂泄利。

風乾者佳。

殼止便血。

殼內薄皮，治骨鯁。

橡子　味苦，澀，氣平，入足太陰脾、手陽明大腸經。健脾消穀，澀腸止痢。

橡子苦澀收斂，暖胃固腸，消食止泄，治泄利脫肛，斷痔瘻失血，磨塗癰疽堅鞕不消。

殼止下痢便血、帶下崩中，烏鬚染髮[1]，性最斂澀。

荸薺　味甘，微寒，入足太陰脾、足厥陰肝經。下食消穀，止血磨癥。

荸薺甘寒消利，治熱煩消[2]渴，化宿穀堅癥，療噎膈黃疸，解金石蠱毒，醫吞銅便血，止下痢崩中。攻堅破聚，是其所長，但寒胃氣，脾弱者食之，則臍下結痛。

荸薺[3]即地栗，亦名鳧茨，《爾雅》作鳧茈。

西瓜　味甘，微寒，入手太陰肺、足太陽膀胱、足陽明胃經。清金除煩，利水通淋。

---

〔1〕髮　原作“㡑”，據蜀本、集成本、石印本改。

〔2〕消　原脫，據蜀本、集成本、石印本補。

〔3〕荸薺　原脫，諸本均同，據本書前後文例補。

　　西瓜甘寒疏利，清金利水，滌胸膈煩燥，瀉膀胱熱澀，最佳之品。脾胃寒濕，取汁熱服。

　　蒲桃　味甘、酸，微寒，入手太陰肺、足太陽膀胱、足陽明胃經。清金解渴，利水除淋。

　　蒲桃清金利水，治煩渴熱淋，療胎氣衝心。其力未及西瓜，亦佳品也。

　　蒲桃出自西域。《漢書·西域傳》：大宛諸國，富人以蒲桃作酒，藏之數十年不壞。張騫攜其種來，中國始生。後人作葡萄。

　　黃橘　味甘、酸，微寒，入手太陰肺經。清金止渴，涼膈除煩。

　　黃橘酸甘清利，治心肺煩渴。但生冷之性，滋濕敗土，聚涎[1]生痰，陽虛濕旺者忌之。

　　青皮破滯攻堅，伐肝瀉肺，庸工最肯用之。

　　青梨　味甘、酸，微寒[2]，入手太陰肺經。清心涼肺，止渴消痰。

　　青梨甘寒清利，涼心肺煩熱，滋藏府燥渴，洗滌涎痰，疏通鬱塞，滋木清風，瀉火敗毒，治風淫熱鬱，欲作癰疽癲疝之病。陰旺土濕者忌之，瀉胃滑腸，不可恣食。上熱者，取汁溫服。點眼病赤腫弩肉。

　　柿霜　味甘，性涼，入手太陰肺、手少陰心經。清金止渴，化痰寧嗽。

　　柿霜清心肺煩熱，生津解渴，善治痰嗽，消咽喉口舌諸瘡腫痛。

　　乾柿餅清肺澀腸，消痰止渴，治吐血淋血，痔瘻腸癖，肺痿心熱，咳嗽喑啞。

　　枇杷　味、酸甘，氣平，入手太陰肺經。潤腸解渴，止嘔降逆。

　　枇杷酸收降利，治肺胃衝逆，嘔噦煩渴。

　　枇杷葉能清金下氣[3]，寧嗽止吐。清涼瀉肺，治標之品。

---

〔1〕涎　原作“斂”，據蜀本、集成本、石印本改。

〔2〕微寒　原脫，據蜀本、下文“青梨甘寒”補。

〔3〕枇杷葉能清金下氣　原作“葉能治金下氣”，據蜀本、集成本、石印本改。

去毛，蜜炙，止嗽最善[1]。

楊梅　味酸、甘，微溫，入手太陰肺經。除痰止嘔，解渴斷痢。

楊梅酸澀降斂，治心肺煩鬱，止嘔食吐酒，療痢疾損傷，止血衄。

核仁能治腳氣。

楊梅生瘴癘之鄉，其味酸甘，多食損齒傷筋。惟桑土[2]者不酸。林邑[3]生者，實如杯盎[4]，青時極酸，熟則如蜜。釀酒號梅香釅[5]，土人珍重之。

橄欖　味酸，澀，氣平，入手太陰肺經。生津止渴，下氣除煩。

橄欖酸澀收斂，能降逆氣，開胃口，生津液，止煩渴，消酒醒，化魚鯁，收泄利，療咽喉腫痛，解魚鱉諸毒，平脣裂牙疳。果與木核皆靈。

核治癩疝。

林檎　味酸，澀，氣平，入手太陰肺經。生津解渴，下氣消痰。

林檎酸澀收斂，治肺熱消渴，療滑腸泄利。

金棗　味酸、甘，微涼，入手太陰肺經。下氣寬胸，解醒止渴。

金棗酸涼清肺，降胸膈逆氣，治上熱煩渴。

金棗亦名橘，似橘，小而皮光，大如胡桃，夏青冬黃，在樹至三五年。樹高數尺，霜雪不凋。實隨年長，形如雞卵，歲青黃如初年也。

銀杏　味苦、甘，性澀，氣平，入手太陰肺經。降痰下氣，寧嗽止喘。

銀杏苦澀斂肺，降痰涎，止喘嗽，縮小便，除白濁，收帶下。

---

〔1〕止嗽最善　原作“止嗽兼止嘔”，據蜀本、集成本、石印本改。

〔2〕桑土　適宜植桑之土壤。《書·禹貢》：“桑土既蠶。”

〔3〕林邑　南海古國名。秦為林邑，晉、隋稱林邑國，五代、後周稱占城。

〔4〕盎　大腹斂口之盆。《急就篇》：“甄缶盆盎甕罃壺。”《注》：“盎，大腹而斂口。”

〔5〕釅（yàn　驗）　味濃之酒。《欒城集·次韻子瞻招隱亭》詩：“送雪村酤釅，迎陽鳥哢新。”

更[1]去蠍皰點黯，平手足皸裂，療頭面癬疥，殺蟲去蠱[2]皆效。

銀杏即白果，熟食益人。

葉辟諸蟲。

芡實　味甘，性澀，入手太陰肺、足少陰腎經。止遺精，收帶下。

芡實固澀滑泄，治遺[3]精失溺、白濁帶下之病。

石榴皮　味酸，性澀，入手陽明大腸、足厥陰肝經。斂腸固腎，澀精止血。

石榴皮酸澀收斂，治下痢遺精、脫肛便血、崩中帶下之病，點眼止淚，塗瘡拔毒。

木瓜　味酸，性澀，微寒，入手太陰肺、足厥陰肝經。斂腸止泄，逐濕舒筋。

木瓜酸斂收澀，能斂肺固腸，燥土瀉肝，治霍亂吐利、腹痛轉筋，療腳氣，治中風筋攣骨痛。其主治諸病，總皆寒濕之邪，但用木瓜，終難成效。《本草》謂其性溫，止泄而搪積。

瓜汁寒脾，冷飲立生泄利。雖能瀉肝止痛，而土虛木賊，最忌酸收。功止[4]治標，未能無弊，何如苓、桂、薑、甘溫燥之品，效大而力捷也。

木瓜[5]鮮者，糖餞，斂肺止渴。

棠梨　味酸，性澀，微寒，入手太陰肺、足厥陰肝經。收腸斂肺、止泄除嘔。

棠梨酸澀，功同木瓜，治霍亂吐瀉，腹痛轉筋。燒食止泄痢。

香櫞　味苦酸，微涼，入手太陰肺經。清金下氣，止嗽除痰。

香櫞長於行氣[6]。

香橙　味酸，入手太陰肺經。寬胸利氣，解酒消癭。

---

〔1〕更　他本均作“根”。

〔2〕蠱　原作“風”，據蜀本、集成本、石印本改。

〔3〕遺　原作“泄”，據蜀本、集成本、石印本改。

〔4〕止　僅也。《莊子·天運》：“止可以一宿，而不可久處。”

〔5〕木瓜　原脫，據蜀本、集成本、石印本補。

〔6〕香櫞長於行氣　諸本均同，其下缺治證，據本書前後文例，疑有脫文。

香橙善降逆氣，止惡心，消瘰癧癭瘤。

附穀菜部

芝麻　味甘，氣平，入足厥陰肝、手陽明大腸經。潤肺開閉。

芝麻補益精液，滋[1]潤肝腸，治大便結塞，清風榮木，養血舒筋，療語塞步遲、皮燥髮枯、髓涸肉減、乳少經阻諸證。醫一切瘡瘍，敗毒消腫，生肌長肉。殺蟲，生禿髮，滑産催衣皆善。

扁豆　味甘，氣平[2]，入足太陰脾、手陽明大腸經。培中養胃，住泄止嘔。

扁豆性甘平斂澀，補土治泄，亦良善之品也。

用白者佳。

瓠蘆　味甘，氣平，性滑，入手太陰肺、足太陽膀胱經。清金潤燥，利水瀉濕。

瓠蘆清金利水，治心肺[3]煩熱、溲溺淋澀、脹滿黃腫之證。鮮者作羹，甘滑清利。亞腰者，連子燒研，飲送，每服一枚，水脹腹滿，十餘日消。

亦作葫蘆。

瓠蘆甘寒瀉水，排停痰宿飲，消水腫黃疸。煮汁漬陰，能通小便。煎湯滴鼻，即出黃水。療鼻塞牙疼，去弩肉老瞖，治癰疽痔瘻、疥癬癲癇。點鼻肉，吹耳膿，吐蠱毒，下死胎。灸下部懸癰，能吐能泄。

冬瓜　味酸、甘，微寒，入手太陰肺、足太陽膀胱經。清金止渴，利水消脹。

冬瓜清金利水，治消渴水脹、泄痢淋澀，癰疽痔瘻皆醫，解食中毒，洗頭面黧黯。

冬瓜去皮，切片，酒水煮爛，去渣熬濃，器收，每夜塗面，變黑爲

---

〔1〕滋　原脱，據蜀本、集成本、石印本補。

〔2〕氣平　原脱，據蜀本、集成本、石印本及下文"扁豆性甘平"補。

〔3〕肺　原脱，據蜀本、集成本、石印本補。

白,光澤異前。

白芥子 味辛,氣溫,入手太陰肺經。破壅豁痰,止喘寧嗽。

白芥子辛溫利氣,掃寒痰冷涎,破胸膈支滿,治咳逆喘促,開胃止痛,消腫辟惡皆良。

萊菔子 味辛,氣平,入手太陰肺經。下氣止喘,化痰破鬱。

萊菔子辛烈疏利,善化痰飲,最止喘嗽,破鬱止痛,利氣消穀。生研,吐老痰。

韭子 味辛,性溫,入足少陰腎、足厥陰肝經。秘精斂血,暖膝強腰。

韭子溫補腎肝,治白淫赤帶,腰膝頓弱,宗筋下痿,精液常流。

韭菜汁治吐衄便溺諸血,行打撲損傷諸瘀,療女子經脈逆行,止胸膈刺痛如錐,消散胃脘瘀血。

禽獸部

牛肉 味甘,性平,入足太陰脾、足厥陰肝經。補中培土,養血榮筋。

《素問》:肝色青,宜食甘,粳米、牛肉、棗、葵皆甘。牛肉補益脾肝,滋養血肉,壯筋強[1]骨,治腰膝頓弱、消渴癖積,塗牛皮風癬。

水牛肉性寒[2],兼消水腫,利小便。

牛乳清肺潤腸,退熱止渴,療黃疸。

牛髓補精添力,續絕補傷。

牛腦潤皴裂,清癖積。

牛膽套南星,治驚化痰。

牛角腮通經破瘀,止血泄痢。

牛涎治反胃噎膈。

牛溺治水腫尿癃。

牛黃治驚狂風熱。

敗鼓皮治蠱毒淋漓。

馬勃治咽喉痹痛,久嗽失聲,骨鯁吐衄。馬勃亦名牛屎菰。

馬肉 味辛、苦,性寒,入足陽明胃、手太陰肺經。清金下氣,壯骨強筋。

馬肉辛冷,無補益。

駿馬肉有毒,醇酒、杏、蘆、菔汁解。

馬肝有毒。《漢書》:文成食馬肝死。景帝曰:食

---

〔1〕強 原脫,據蜀本、集成本、石印本補。

〔2〕寒 原脫,據蜀本、集成本、石印本補。

肉不食馬肝。馬肝大毒，入瘡則死。栗杵灰汁浸洗，白沫出，解。

白馬溺治積聚癥瘕。祖台之《志怪》[1]載治鱉瘕事。

山羊血 味鹹、甘，氣平，入足厥陰肝經。最行瘀血，絕止疼痛。

山羊血治瘀血作痛，療跌[2]撲損傷甚捷。

犀角 味苦、酸，性寒，入足厥陰肝、足少陽膽、手少陰心經。瀉火除煩，解毒止血。

犀角寒涼瀉火，治胸膈熱煩、口鼻吐衄、瘟疫營熱發斑、傷寒血瘀作狂，消癰疽腫痛，解飲食藥餌、山水瘴癘諸毒。

凡勞傷吐衄之證，雖有上熱，而其中下兩焦，則是寒濕，當與溫中燥土之藥並用。庸工犀角地黃一方，犀角可也，地黃瀉火敗土，滋濕伐陽，則大不可矣。

羚羊角 味苦、鹹，微寒，入足厥陰肝經。清風明目，瀉熱舒筋。

羚羊角清散肝火，治心神驚悸，筋脈攣縮，去翳明目。破瘀行血，消瘰癧毒腫，山水瘴癘。平肝，治脹滿，除腹脅疼痛。

青羊肝 味苦，微寒，入足厥陰肝經。清肝退熱，明目去翳。

青羊肝苦寒，清肝膽風熱，治眼病紅腫翳膜、昏花喪明，療牙疳痢疾。

青羊膽治青盲白翳，紅瘀赤障，便秘腸結，黯皰疳瘡。

白羊乳潤肺止渴，治口瘡舌腫，心痛腸燥。蜘蛛咬傷，蚰蜒入耳，灌之即化成水。

白狗膽 味苦，性寒，入足少陽膽、足厥陰肝經。明目退赤，破瘀消積。

白狗膽苦寒，清肝膽風熱，治眼痛鼻癰、鼻衄耳聤，殺蟲化積，止痛破血，凡刀箭損傷，及腹脅瘀血瘀痛。熱酒服半枚，瘀血盡下。兼敷一切惡瘡。

白狗乳點久年青盲，於目未開時點，目開而瘥。塗赤禿髮落，拔白生黑。

---

〔1〕志怪 書名。記述怪異之事。《晉書·祖台之傳》：“撰《志怪》書行於世。”

〔2〕跌 原脫，據蜀本、集成本、石印本補。

白狗血治癲疾。

黑狗血治難産橫生，鬼魅侵淩。

狗寶溫胃降逆，止噎納穀，療癭疽疔毒。

狗陰莖壯陽起痿，除女子帶下陰瘡。

獺肝 味甘，微溫，入足厥陰肝經。補虛益損，止嗽下衝。

獺肝溫中降逆，治虛勞咳嗽上氣、痔瘻下血、鬼魅侵侮之證。

五靈脂 味辛，微溫，入足厥陰肝經。開閉止痛磨堅。

五靈脂最破瘀血，善止疼痛，凡經産跌打諸瘀、心腹脅肋諸痛皆療。又能止血，凡吐衄崩漏諸血皆收。生用行血，熟用止血。

夜明砂 味淡，氣平，入足厥陰肝經。消積聚，去瞖障。

蝙蝠屎名夜明砂，能磨瞖明目，消腫破積，止痛除驚，去黑鼾，下死胎，療瘰癧，治馬撲腫痛。

月明砂 味淡，氣平，入足厥陰肝經。去瞖障，療痔瘻。

兔屎名月明砂，能明目去瞖，消痔殺蟲。庸工習用不效，季明[1]又言其能治虛勞夜熱，更荒誕！

雞內金 味甘，氣平，入手陽明大腸、足厥陰肝經。止痢斂血，利水秘精。

雞內金扶中燥土，治泄痢崩帶，尿血便紅，喉痹乳蛾，口瘡牙疳，失溺遺精，酒積食宿，胃反膈噎，並消癭疽發背。

鷹屎白 味淡，微寒，入手太陰肺、足厥陰肝經。消積滅痕，化鞭退胞。

鷹屎白滅打傷瘢痕，消頭面鼾黯，化癖積骨鯁。

鹿茸 味辛，微溫，入足少陰腎、足厥陰肝經。生精補血，健骨強筋。

鹿茸補益腎肝，生精補血，最壯筋骨，治陽痿精滑、鬼交夢泄、崩漏帶濁、腰疼膝頓、目眩耳聾諸證。

酥炙用，研碎，酒煮，去渣，熬濃，重湯煮成膏，最佳。

---

〔1〕季明 宋代張杲，字季明，著有《醫説》。

鹿角膠　味辛、鹹，微溫，入足少陰腎、足厥陰肝經。補腎益肝，斂精止血。

鹿角膠溫補肝腎，滋益精血，治陽痿精滑、鬼交夢遺、吐衄崩帶、腰疼膝痛、瘡瘍毒腫、跌打損傷，宜子安胎，補虛回損。功效極多，但性滯不宜脾胃，中焦鬱滿者，切忌服之。

蛤粉炒，研用。

生研酒服，行瘀血腫毒，塗抹亦良。

煉霜熬膏，專補不行。膠霜功同，而霜不膠黏，似勝。

雀卵　味鹹，性溫，入足少陰腎、足厥陰肝經。壯陽起痿，暖血溫精。

雀卵溫補肝腎精血，治男子陽痿、女子帶下、精寒血枯、固瘕癀疝之證。《素問》：治女子血枯，月事衰少不來，用烏鰂骨、藘茹，丸以雀卵。

雄雀屎名白丁香，能點翳膜弩肉，消積聚癥瘕，敷癰疽潰頂[1]，吹喉開[2]痹。

虎骨　味辛、鹹，氣平，入足少陰腎經。療關節氣冷，治膝脛腫痛。

虎骨逐痹通關，強筋健骨，平歷節腫痛，愈腰膝痿頓，諸獸骨鯁、惡犬咬傷、痔瘻脫肛俱效。脛骨良。

酥炙，研用。熬膏佳。

手病用前腿骨，足病用後腿骨。左病用右，右病用左。

象皮　味鹹，氣平，入足太陽膀胱經。合瘡口，生肌膚。

象皮治金瘡不合，一切瘡瘍，收口生肌俱捷。

燒灰存性，研細用。

象牙治諸刺入肉、傷喉，敷飲皆效。

熊膽　味苦，性寒，入手少陰心、足少陽膽、足厥陰肝經。清心瀉熱，去翳殺蟲。

---

〔1〕敷癰疽潰頂　其上原衍“點”字，據蜀本、集成本、石印本刪。
〔2〕開　原作“閉”，形近之誤，據蜀本、集成本、石印本改。

熊膽苦寒，清君相二火，瀉肝明目，去瞖殺蟲，寧魂止驚，治牙疳鼻衄、耳瘡痔瘻之屬。

鼠膽　味苦，性寒，入手少陰心，足少陽膽、足厥陰肝經。點目昏，滴耳聾。

鼠膽塗箭鏃不出，聤耳汁流。

鼠糞名兩頭尖，治傷寒勞復、男子陰易，通室〔1〕女子紅閉，收產婦陰脱，療癰疽乳吹、犬咬鼠瘻。日華子〔2〕謂其明目，然誤入食中，令人目黃成疸，亦非明目之品。

燕子窠　味辛，氣平，入手少陰心經。消惡瘡，敗腫毒。

胡燕窠土消腫解毒，治疥癩浸淫，黃水白禿，一切惡瘡，塗洗皆效。

---

〔1〕室　他本均不載。

〔2〕日華子　唐代藥學家，姓大，名明，四明（浙江寧波）人。著有《大明本草》，亦稱《日華子諸家本草》，已佚。其文散見於《本草綱目》中。

鱗介魚蟲部

膃肭臍即海狗腎 味鹹,性熱,入足少陰腎、足厥陰肝經。補精暖血,起痿壯陽。

膃肭臍溫暖肝腎,治宗筋痿弱、精冷血寒,破堅癥老血,治鬼交夢遺,健膝強腰,補虛益損,洗陰瘡生瘡。

海馬 味甘,性溫,入足少陰腎,足厥陰肝經。暖水壯陽,滑胎消癥。

海馬溫暖肝腎,起痿壯陽,破癥塊,消疔腫,平癰疽,催胎産。

龜版 味鹹,性寒,入足少陰腎經。瀉火滋陰,寒胃滑腸。

龜版鹹寒瀉火,敗脾傷胃,久服胃冷腸滑,無有不死。朱丹溪以下庸工,作補陰之方,用龜版、地黃、知母、黃檗,治內傷虛勞之證,剗滅陽根,脫泄生氣。俗子狂夫,廣以龜、鹿諸藥,禍流千載,毒遍九州,深可痛恨也!

燒研,敷、飲,治諸癰腫瘍甚靈。

桑螵蛸 味鹹,氣平,入足少陰腎、足太陽膀胱、足厥陰肝經。起痿壯陽,回精失溺。

桑螵蛸溫暖肝腎,疏通膀胱,治遺精失溺、經閉陽痿、帶濁淋漓、耳痛喉痹、瘕疝骨鯁之類皆效。

炮,研細用。

綠蜻蜓 味鹹,微溫,入足少陰腎、足厥陰肝經。強筋壯陽,暖水秘精。

綠蜻蜓溫暖肝腎,治陽痿精滑。

近時房中藥,多用紅色者。

桑蟲　味苦,氣平,入手少陰心、足厥陰肝經。止崩除帶,消脹。

桑蟲行瘀破滯,治口瘡目瞖,崩中帶下。庸工以起小兒痘瘡塌陷,不通之至!

蝸牛　味鹹,性寒,入足太陽膀胱、足厥陰肝經。利水瀉火,消腫敗毒。

蝸牛去濕清熱,治痔瘻瘰癧、發背脫肛、耳聾鼻衄、喉痹腮腫、目瞖面瘡,解蜈蚣、蚰蜒、蜂、蠍諸毒。

生搗,燒研,塗敷皆良。

蚯蚓土　味鹹,微寒,入手少陰心經。除濕熱,消腫毒。

蚯蚓土清熱消腫,敷乳吹卵腫,聤耳疰腮,一切腫毒,少腹小便脹閉。

原蠶蛾　味鹹,性溫,入足少陰腎、足厥陰肝經。暖腎壯陽,固精斂血。

原蠶蛾溫暖肝腎,大壯陽事,治遺精溺血,療金瘡,滅瘢痕,止白濁。

螻蛄　味鹹,性寒,入足太陽膀胱經。利水消腫,開癃除淋。

螻蛄鹹寒,清利膀胱濕熱,消水病脹滿、小便淋瀝,下胎衣,平瘰癧,出鍼刺,拔箭鏃。腰前甚澀,能止大小便,腰後甚利,能利大小便。

研細,吹鼻中,即出黃水,管吹莖內,立開小便,功力甚捷。

螺螄　味甘,性寒,入足太陽膀胱經。清金止濁,利水瀉熱。

螺螄清金利水,瀉濕除熱,治水脹滿,療腳氣黃疸、淋瀝消渴、疥癬瘰癧、眼病脫肛、痔瘻痢疾、一切疔腫之證。煮汁,療熱醒酒[1]。

水田、江湖、溪澗諸螺,性同,敷飲皆效。

黃蠟　味淡,氣平,入手太陰肺、足厥陰肝經。斂血止痢,接骨續筋。

---

〔1〕煮汁,療熱醒酒　原脫,據蜀本、集成本、石印本補。

黃蠟凝聚收澀，治泄痢便膿，胎動下血，跌打金刃，湯火蛇咬，凍裂，一切諸瘡。愈破風。

白蠟　味淡，氣平，入手太陰肺、足厥陰肝經。止血生肌，補傷續絕。

白蠟堅凝斂聚，能消腫止痛，長肉合瘡，接筋續骨，外科要品也。

白蠟即黃蠟之殊色者，此是蠟樹蟲吐白如胡粉也。

真珠　味甘、鹹，微涼，入手太陰肺、足厥陰肝經。明目去瞖，安魂定魄。

真珠涼肺清肝，磨瞖障，去驚悸，除遺精白濁，下死胎胞衣，塗面益色，敷療拔毒，止渴除煩，滑胎催生。

石決明　味鹹，氣寒，入手太陰肺、足太陽膀胱經。清金利水，磨瞖止淋。

石決明清肺開鬱，磨瞖消障，治雀目夜昏、青盲書暗，瀉膀胱濕熱、小便淋漓，服點並用。但須精解病源，新製良方，用之乃效。若庸工妄作眼科諸方，則終身不靈，久成大害，萬不可服。

麨煨，去粗皮，研細，水飛。

蟬蛻　味辛，氣平，入手太陰肺經。發表驅風，退瞖消腫。

蟬蛻輕浮發散，專治皮毛，退瞖膜，消腫毒。治大人失音，小兒夜啼，取其晝鳴夜息之意。

庸工以治大人頭風眩暈，小兒痘瘡癢塌，則不通矣。眩暈不緣風邪，癢塌全因衛陷，此豈蟬蛻所能治也！又治驚癇嚛風，亦殊未然。

蛇蛻　味鹹，氣平，入手太陰肺經。發表驅風，退瞖敗毒。

蛇蛻發散皮毛，治瘡瘍毒腫。至於退瞖膜，止驚癇，則非蛇蛻、蟬蛻所能奏效。庸工往往不解病源，而但用表散之品，可見庸陋極矣。

蛤蚧　味鹹，氣平，入手太陰肺、足太陽膀胱、足少陰腎、足厥陰肝經。斂血止嗽，利水助陽。

蛤蚧收降肺氣，疏通水府，治喘嗽吐血、消渴癃淋，通經行血，起痿壯陽[1]，及虛勞羸弱之病。去頭眼鱗爪，酒浸，酥炙黃，研細。口含少許馳百步不喘，止喘寧嗽，功力甚捷。其毒在頭足，其力在尾。如蟲蛀其尾者，不足用。

蜥蜴　味鹹，性寒，入手太陰肺、足太陽膀胱、足少陰腎、足厥陰肝經。消癥通淋，破水積，治瘻瘡。

蜥蜴[2]亦名石龍子。能吐雹祈雨，故善通水道。

酥炙，研細用。

蟾酥　味辛，微溫，入手太陰肺、足少陰腎經。澀精助陽，敗毒消腫。

蟾酥研，塗磨塵頂，治精滑夢遺，磨點瘡頭，治疔毒癰腫，摩腰暖腎，揩牙止痛。辛烈殊常，入鉢擂研，氣衝鼻孔，嚏[3]嚏不止，沾脣麻辣，何能當者。外科家因作小丸服，甚非良善之法也。

五倍子　味酸，氣平，入手太陰肺、手陽明大腸經。收肺除咳，斂腸止利。

五倍子酸收入肺，斂腸墜[4]，縮肛脫，消腫毒，平咳逆，斷滑泄，化頑痰，止失紅，斂潰瘡，搽口瘡，吹喉痹，固盜汗，止遺精，治一切腫毒痔瘻、疥癩金瘡之類。

五倍釀法名百藥煎，與五倍同功。

蛤粉　味鹹，性寒，入手太陰肺、足太陽膀胱經。清金利水，化痰止嗽。

蛤粉鹹寒清利，涼金退熱，利水瀉濕，治咳嗽氣逆，胸滿痰阻，水脹溺癃，崩中帶下，瘰瘤積聚。

鍛研用[5]。

全蠍　味辛，氣平，入足厥陰肝經。穿筋透節，逐濕除風。

---

〔1〕壯陽　原脫，據蜀本、集成本、石印本補。

〔2〕蜥蜴　原脫，諸本均同，據本書前後文例補。

〔3〕嚏　原脫，據蜀本、集成本、石印本補。

〔4〕酸收入肺，斂腸墜　原作“收斂肺腸墜”，據蜀本、集成本、石印本改。

〔5〕用　原脫，據蜀本、集成本、石印本補。

　　全蝎燥濕驅風，治中風喎斜癱瘓、小兒驚搐、女子帶下諸證。此亦庸工習用之物。諸如此種，大方之家，概不取也。

　　殭蠶　味辛、鹹，氣平，入足厥陰肝經。活[1]絡通經，驅風開痹。

　　殭蠶驅逐風邪，治中風不語、頭痛胸痹、口噤牙痛、隱疹風瘙、瘰癧疔毒、黚斑粉刺、痔痔金瘡、崩中便血，治男子陰瘍、小兒驚風諸證。此庸工習用之物。風邪外襲，宜發其表，風燥[2]內動，宜滋其肝，表裏不治，但事驅風，欲使之愈，復何益也！愈驅愈盛，不通之極矣。

　　殭蠶燒研酒服，能潰癰破頂，又治血淋崩中。

　　蠶脫紙燒研，治吐衄便溺諸血，小兒淋瀝，諸瘡腫痛。

　　白花蛇　味鹹，微溫，入足厥陰肝經。通關透節，瀉濕驅風。

　　白花蛇穿經透骨，開痹搜風，治鼻口喎斜、手足癱[3]瘓、骨節疼痛、肌膚麻癢、疥癩風癩之證。

　　中風病因木鬱風動，血燥筋枯，外風虛邪表閉，筋縮四肢而成。而木鬱之由，全緣水寒土濕，生發不遂。白花蛇外達筋脈，則益其枯燥，內行藏府，不能去其濕寒，非善品也。庸工習用諸方，標本皆背，無益於病而徒殺生靈，甚無益也。讀柳子厚[4]《捕蛇》之篇[5]，至可傷矣。

　　烏梢蛇　味鹹，氣平，入足厥陰肝經。起風癩，除疥癩。

　　烏梢蛇穿筋透絡，逐痹驅風，治中風麻痹，疥癩瘙癢，與白花蛇同。

　　風癩因風傷衛氣，衛斂營鬱，營熱外發。紅點透露，則爲疹，紅點不透，隱於皮裏，是爲隱疹，隱而不發，血熱瘀蒸，久而肌膚潰爛，則成痂癩。仲景有論及之，而後世不解，用搜風之物，枉害生靈，無

〔1〕活　原作"滑"，據蜀本、集成本、石印本改。
〔2〕燥　原作"濕"，據蜀本改。
〔3〕癱　原作"癰"，據蜀本、集成本、石印本改。
〔4〕柳子厚　唐代柳宗元，字子厚。
〔5〕《捕蛇》之篇　指柳宗元撰《捕蛇者説》。

補於病。諸如此類,概不足取也。

　　斑蝥　味辛,微寒,入足厥陰肝經。消腫敗毒,利水通淋。

　　斑蝥辛寒毒烈,墜胎破積,追毒利水,止瘰癧疥癬、癰疽瘰疝,下蠱毒,開癃淋,點疣痣,消痞瘕,解瘋狗傷。

　　斑蝥糯米同炒,去斑蝥,用米,研細,清油少許,冷水調服,治瘋狗傷,小便利下毒物而瘥。利後腹痛,冷水青靛解之。瘰癧每服一枚,不過七枚,毒從小便出,如粉片血塊而瘥。毒下小便痛瀝不堪,宜滑石、燈心等,引之使下。

　　蜈蚣　味辛,微溫,入足厥陰肝經。墜胎破積,拔膿消腫。

　　蜈蚣辛溫毒悍,能化癖消積殺蟲,解毒蠱,治瘰癧痔瘻、禿瘡便毒,療蛇瘕蛇咬、蟲癥蛇蠱。庸工以治驚癇抽搐,臍風口噤。

　　青魚膽　味苦,性寒,入足厥陰肝經。明目去臀,消腫退熱。

　　青魚膽苦寒,瀉肝膽風熱,治眼病赤腫臀障、嘔吐喉痹涎痰,化魚骨哽噎,平一切惡瘡。

　　烏鰂魚　味鹹,氣平,入足厥陰肝經。行瘀止血,磨障消癥。

　　烏鰂魚骨善能斂新血而破瘀血,《素問》治女子血枯,先唾血,四肢清,目眩,時時前後血[1],以烏鰂魚骨、藘茹爲末,丸以雀卵。血枯必由夫血脫,血脫之原,緣瘀滯不流,經脈莫容。烏賊骨行瘀固脫,兼擅其長,故能著奇功。其諸治效,止吐衄崩帶,磨臀障癥瘕,療跌打湯火、淚眼雀目、重舌鵝口、喉痹耳聤,縮癭消腫,拔疔敗毒,斂瘡燥膿,化骾止痢,收陰囊濕癢,除小便血淋。

　　鯪甲　味辛、鹹,氣平,入足陽明胃、足厥陰肝經。穿經透絡,洞骨達筋。

　　鯪甲善穿通走竄,透堅破結,開經絡關節痹塞不通,通經脈,下乳汁,透筋骨,逐風濕[2],止疼痛,除麻痹,消腫毒,排膿血,療癰疽痔瘻、瘰癧疥癬、奶吹[3]乳巖、陰㿗便毒、聤耳火眼、蟻瘻鼠瘡。至

―――――――――

〔1〕時時前後血　原作“之前便血”,據《素問·腹中論》、蜀本、集成本、石印本改。

〔2〕濕　原脫,據蜀本、集成本、石印本補。

〔3〕奶吹　他本均作“乳吹”。

於癱瘓喎斜，緩急拘攣，未必能也。而引達木榮筋之藥，斬關深入，直透拳曲拘攣之處，則莫過於此。病在上下左右，依其方位，取甲炒焦，研細用[1]。

亦名穿山甲。

鯉魚 味甘，性溫，入足太陰脾、手太陰肺、足太陽膀胱經。降氣止咳，利水消脹。

鯉魚利水下氣，治咳嗽喘促，水腫黃疸，冷氣寒瘕，泄利反胃，胎動乳閉。燒灰醋和，敷一切腫毒。常食鼻口發熱，助肺火。

鯽魚 味甘，性溫，入足太陰脾、足太陽膀胱、足厥陰肝經。補土培中，利水敗毒。

鯽魚補土益脾，溫中開胃，治消渴水腫、下利便血、噎膈反胃、骨疽腸癰、疳痔禿瘡，塗久年諸瘡不差。

---

〔1〕用　原脱，諸本均同，據上下文義補。

人部

胎衣　味鹹,氣平,入足厥陰肝經。補虛傷,益氣血。

胎衣治男女虛勞,説起丹溪。胎姙化生,賴夫精氣,不關衣胞。成人胎衣枯槁,精氣無存,此珠玉之蚌璞,無用者耳。而下士庸工,以此治虛勞,愚矣。其所妄作,河車大造諸丸,用地黃、黃檗、龜板、天冬,瀉火伐陽,辭人近鬼,禍世戕生,毒虐千古! 痛念死者,此恨無終也。

人中白　味鹹,性寒,入手少陰心、足太陽膀胱經。清心瀉火,涼血止衄。

人中白鹹寒瀉火,治鼻衄口瘡、牙疳喉痹之證。即人溺澄清,白濁下凝者。庸工以法曬煉,而爲秋石,妄作各種丹丸,瀉火伐陽,以夭人命,甚可惡也!

人中黃　性寒,入手少陰心、足少陽膽經。清瘟疫,止熱狂。

人中黃寒涼瀉火,治温熱誕狂。即糞清也,名黃龍湯,乃庸工習用之物,甚不足取。

乳汁　味甘,性涼,入手太陰肺、足太陰脾、足厥陰肝經。清肺除煩,滋肝潤燥。

乳汁以肝血[1]化於肺氣,即朱汞變爲白金,養育嬰兒,滋生氣血,全賴夫此。内傷虛勞,爲小兒熱吮,極佳,非尋常草木所能及也。一離人身,温氣稍減,但

---

〔1〕血　原脱,據蜀本、集成本,石印本補。

玉楸藥解卷七

昌邑黃元御坤載著

存冷汁，其[1]質寒滑滋潤，絕無補益。血得氣化，溫變爲肅，暖服不熱，冷飲則涼，潤肺滋肝，是其長耳，抑陰扶陽，非所能也。

至乳酥、乳酪之類，冷食寒飲，極損中氣。惟塞外、西方之民，脾胃溫燥，乃爲相宜。陽虧土濕，切當遠之。噎膈濕旺之病，朱丹溪以爲燥證，而用乳酪，濕滋土敗，其死更速。點眼病甚良，解食牛中毒。

---

〔1〕其 原脫，據蜀本、集成本、石印本補。

昌邑黃元御坤載著

雜類部

紫梢花　味甘,性溫,入足少陰腎、足厥陰肝經。起痿壯陽,暖腎秘精。

紫梢花溫暖肝腎,強筋起痿,治遺精、白濁、陰癢、囊濕、冷帶之證。

玉簪根　味辛,性寒,入足少陰腎經。化骨落牙,斷產消癰。

玉簪[1]根辛寒透骨,能落牙齒,化骨鯁,絕胎姙,散腫毒,研塗一切癰腫。作湯不可着牙,最能損齒。

鳳仙子　味苦,微溫,入足少陰腎經。頑堅化骨,消癖落牙。

鳳仙子其性最急,能化骨鯁,落牙齒,催生產,消癖塊。與玉簪根性略同,而迅烈過之。

作油,以少許滴蟹上,其殼立碎,崩落釜中。

錦地羅　味苦,氣平,入手少陰心經。消腫解毒,兼解瘴癘。

錦地羅治瘴氣癘毒,一切飲食諸毒。

生研,酒服、塗抹皆效。

墓田回　氣平,入足少陰腎經。除崩止帶,斂血秘精。

墓田回治[2]崩中帶下,收斂疏泄。

莧實　味甘,性寒,入手陽明大腸、足太陽膀胱、

---

〔1〕玉簪　原衍"花"字,據蜀本、集成本,石印本刪。

〔2〕治　原脫,據蜀本、集成本、石印本補。

足厥陰肝經。去瞖明目，殺蚘[1]清風。

　　莧實清利肝肺，治青盲瞖目、白瞖黑花，疏木殺蟲，滑腸利水，通利大小二便。

　　經水　味鹹，氣平，入手太陰肺、足太陰脾、足厥陰肝經。退疸去黃，止血消腫。

　　經水清熱去濕，治熱病勞復、女勞黃疸、癰疽濕瘡[2]，療虎狼藥箭諸傷。俗子以爲紅鉛，製煉服餌，愚謬不通！

　　雞冠　味苦，微涼，入足厥陰肝經。清風退熱，止衄斂營。

　　雞冠花止九竅失血，吐血、崩漏、淋痢諸血皆止，並治帶淋之證。

　　花與子同功。

　　粟殼　味鹹，性澀，微寒，入手太陰肺、手陽明大腸經。收肺斂腸，止咳斷利。

　　罌粟殼酸澀收斂，治咳嗽泄利、肺逆腸滑之病。初病忌服。當與行鬱瀉濕之藥並用乃可。並治遺精。

　　鴉片煙　味酸，澀，微溫，入手陽明大腸、足少陰腎經。斂腸止泄，保腎秘精。

　　鴉片煙收澀斂固，治泄痢脫肛，精滑夢遺。《本草》謂鴉片即罌粟未開，鍼刺青苞，津出刮收，陰乾而成，名阿芙蓉。今洋船至關，多帶此物。關中無賴之徒，以及不肖子弟，宮宦長隨，優伶倡妓，以爲服之添筋力，長精神，御淫女，抱孌童，十倍尋常。但壽命不永，難逃五年。此煙非延年養生之品，斷宜戒之！

---

〔1〕蚘　原作"疣"，諸本均同，據下文"疏木殺蟲"改。

〔2〕濕瘡　原脫，據蜀本、集成本、石印本、上文"清熱去濕"補。

先師黃元御,名玉路,字元御,一字坤載,號研農,別號玉楸子,山東省昌邑縣黃家辛郭人,明朝光禄大夫少保兼户部尚書黃福忠宣公十六代玄孫。生於清康熙四十四年乙酉(公元一七零五年)九月,卒於乾隆二十三年戊寅(公元一七五八年)九月,享年五十三歲。

先師"聰明過人,甫成童爲諸生"。"博極羣書,尤邃於《易》,諸子百家,靡不精熟。"自謂"滌慮玄覽,游思壙垠,空明研悟,自負古今無雙","世推爲國器"。"常欲奮志青雲,以功名高天下。"惜於盛壯之年(雍正十二年甲寅,公元一七三四年),偶患目疾,誤藥粗工,致使左目失明。

清代科制,五官不正,均不仕禄。先師迫於情勢,遂棄舉子業,而專致於岐黃之術。立志曰:"不能爲名相濟世,亦當爲名醫濟人"。自此"抱杜欽、褚炯之痛,上溯岐黃,伏讀《靈》《素》,識其梗概,乃悟醫源"。進而"考鏡靈蘭之秘,詎讀仲景《傷寒》"。以其超人之天資,淵博之學識,探賾索奥,燭微察隱,致"幽理玄言,往來絡驛"。未幾,即醫名大盛。

乾隆十五年庚午(公元一七五零年),先師"北游帝城,考授御醫"。以其精湛的醫術,博得乾隆帝青睐,親題"妙悟岐黃"四字匾額,懸掛太醫院門首,以示褒獎。"辛未(乾隆十六年辛未,公元一七五一年),二月","純皇帝(乾隆帝)南巡",先師"隨駕武林(今杭州市),著方調藥皆神效"。先師是謝世於太醫任上,還是晚年告老還鄉,歿於故里,現尚無資料可證。然其《傷寒説意·自序》謂:"甲戌(乾隆十九年甲戌,公元

一七五四年）正月，久宦京華”，可見其起碼是自庚午至甲戌，係在
太醫任上。

　　先師於溯委窮源，融會貫通醫理之際，精研博採，積累彙總有
成之時，在診務繁忙，“不頻假以蕭閒之日”的情況下，“研田爲農，
管城作君，留連尺素，愛惜分音”，撰著立言。於乾隆十三年戊辰（公
元一七四八年）撰成《傷寒懸解》《金匱懸解》。召爲御醫後，雖倍
受清高宗恩寵，然先師不矜“帝眷之隆”，繼續撰著。至乾隆二十一
年丙子（公元一七五六年）撰成《周易懸象》，時僅九年，其著述見
於文獻記載者，已達十四部之多，百萬餘言，洋洋大觀，自成一家，
實屬難能可貴！無怪乎吳去疾氏著文，對先師“勤求古訓，極深研
幾，至老而不倦”的治學精神，大加稱讚。

　　先師之著述，醫著十二部、《周易懸象》一部、《道德經懸解》一
部。醫著之名目、卷數、成書年代如下。《傷寒懸解》十四卷、《金
匱懸解》二十二卷，成書於乾隆十三年戊辰（公元一七四八年）。《四
聖心源》十卷、《四聖懸樞》五卷、《長沙藥解》四卷成書於乾隆十八
年癸酉（公元一七五三年）。《傷寒說意》十卷、《素靈微蘊》四卷《玉
楸藥解》八卷，成書於乾隆十九年甲戌（公元一七五四年）。《素問
懸解》十三卷，成書於乾隆二十年乙亥（公元一七五五年）。《靈樞
懸解》九卷、《難經懸解》二卷，成書於乾隆二十一年丙子（公元
一七五六年）。《玉楸子堂稿》，卷數及成書年代未詳，亦未刊行
於世。

　　縱觀先師已刊行之醫著，可見其對祖國醫學典籍至爲精熟。
推崇黃帝、岐伯、越人、仲景，尊之爲醫界四聖，稱四聖之著述，爭光
日月。對《內》《難》《傷寒》《金匱》，精研而有深功，其醫學造詣，
多淵源於此。先師醫著，立論明確，闡釋透徹，發四聖著述之微旨，
前後融貫，一脈相承。理必《內經》，法必仲景，藥必《本經》，尊古
崇聖之特色，至爲鮮明。將其淵博之學識，融會於其醫著之中，以
哲理析醫理，理明義精，爰經據典，若符節之合。文筆精練，條緒清
分，內容宏富，趣皆炙舌，風格獨特，自成一家。

　　先師倡《內經》“善言天者，必有驗於人”之觀點，並將此貫穿

於其醫著之中。在其代表作《四聖心源》之《天人解》中，從陰陽變化、五行生剋、藏府生成、氣血原本、精神化生等諸方面，闡釋"天人一也"之學術觀點。謂爲醫者，"未識天道，焉知人理"。

先師精通陰陽五行學説，並廣泛運用於其醫著之中，且多所發明。以哲理析醫理，將四聖著述中有關藏府、經絡、氣血、津液、皮肉、筋骨、毛髮、孔竅、精神等之陰陽屬性，歸納闡釋的透徹入微。據《河圖》"天一生水，地六成之；地二生火，天七成之；天三生木，地八成之；地四生金，天九成之；天五生土，地十成之"之論，謂五行之生成，乃因於陰陽匹偶之變化，五行之所以動而非静，乃是五行各自所秉陰陽之氣的作用，故"五行皆以氣而不以質，成質則不能生剋矣"。從四時、方位、氣候、變化諸方面，聯繫藏府生成、氣血原本、精神化生等，闡釋氣化之妙義，藏府氣機升降傳化之生理。對《尚書·洪範》："木曰曲直，金曰從革，火曰炎上，水曰潤下，土爰稼穡"之論，從秉氣、升降方面詳予詮釋，以探求五味之根源……先師對陰陽五行學説闡釋之透徹，發揮之精湛，運用之廣泛，爲其他醫著所少見，實爲研究這一學説造詣頗深者，堪爲後學之楷模。

先師精通五運六氣學説，在《四聖心源》中，對六氣從化、六氣偏見、本氣衰旺，以及風、熱、暑、濕、燥、寒六氣，詳加論述。以氣化闡病機，謂："内外感傷，百變不窮，溯委窮源，不過六氣，六氣了徹，百病莫逃"。闡釋透徹入微，内容宏富，符合臨牀。先師謂："仲景《傷寒》，以六經立法，從六氣也"，係以氣化詮釋《傷寒論》之代表者。在其《素問懸解》釋文中，對南政北政，作新的闡釋。此論爲前人醫著中所鮮見者，堪稱先師精通五運六氣學説之範例。

先師對藏府之生理病理，認識至爲精徹，尤注重脾胃中氣之升降順逆。謂心肺肝腎諸藏府之氣機升降，皆取決於脾胃中氣。其於生理，謂："脾爲己土，以太陰而主升，胃爲戊土，以陽明而主降，升降之權，則在陰陽之交，是謂中氣。胃主受盛，脾主消磨，中氣旺則胃降而善納，脾升而善磨，水穀腐熟，精氣滋生，所以無病。脾升則腎肝亦升，故水木不鬱；胃降則心肺亦降，故金火不滯。火降則水不下寒，水升則火不上熱。平人下温上清者，以中氣之善運也。"

其於病理,謂:"四維之病,悉因於中氣。中氣者,合濟水火之機,升降金木之軸,中氣衰則升降窒,腎水下寒而精病,心火上炎而神病,肝木左鬱而血病,肺金右滯而氣病。"基於此,先師治病,首重顧護中氣,升清降濁,兼及四維。此論極爲符合臨牀實際,堪爲後學之指南。

先師精熟脈法,脈診造詣極深。宗四聖著述中有關脈法之論述,對寸口脈法,寸口人迎脈法,三部九候脈法,藏府脈象,四時脈體,真藏脈義,及浮、沉、遲、數、滑、濇、大、小、長、短、緩、緊、石、芤、促、結、弦、牢、濡、弱、散、伏、動、代等二十四脈,以陰陽爲綱,結合五行,詳加闡釋,發四聖之微旨,揭示其臨牀意義,啓迪後學。對四聖著述中有關脈法之論述,其詮釋至精至微。對《傷寒論·平脈篇》之詮釋,尤爲精湛。先師省病診疾,首重脈診,謂"精熟脈法,游心於虛靜之宇,動指於沖漠之庭,以此測病,亦不啻鬼謀而神告已"。

先師於內傷雜病,宗仲師"少陰負趺陽者,爲順也"之旨,並據其數十年之臨牀心得,謂:"足太陰脾以濕土主令,足陽明胃從燥金化氣,是以陽明之燥,不敵太陰之濕。及其病也,胃陽衰而脾陰旺,十人之中,濕居八九而不止也。胃主降濁,脾主升清,濕則中氣不運,升降反作,清陽下陷,濁陰上逆,人之衰老病死,莫不由此。"因之多以陽衰土濕、水寒木鬱立論,而其基點,無不係於中氣之升降。立方遣藥,注重健脾和胃、疏肝平膽、理氣降逆、扶陽抑陰,善用茯苓、甘草、半夏、白芍、桂枝、人參、附子、乾薑。傷寒、溫病,疫癘、痘疹,較之內傷,邪異而途殊,先師亦宗四聖之旨,參以己驗,以六經辨治。其辨治傷寒,宗仲師之法,造詣頗深,於《傷寒懸解》之中,論述頗詳。其辨治溫病、溫疫、疹病,注重透表清氣、涼營瀉熱、滋陰伐陽,善用浮萍、石膏、知母、元參、麥冬、黃芩、丹皮、生地。而於痘病、寒疫,注重其寒因,力闢混同溫病、溫疫、疹病論治之訛,痛斥苦寒攻痘、戕伐無辜之謬。其《四聖心源》《四聖懸樞》兩書中,自擬方頗多,審其源流,均宗四聖之旨,立法章顯、遣藥簡潔、配伍精當,徵之臨牀,療效頗高,堪資後學師法。

先師於乾隆二十一年丙子(公元一七五六年)著成《周易懸象》

八卷，《四庫全書總目提要》謂："其訓釋，以觀象爲主"。惜未刊行於世，《昌邑縣志》僅著録《周易懸象自序》。傳世者，唯抄本而已，睹者謂其"對《易》與醫的關係，論述頗深"。《道德經懸解》二卷，亦於乾隆二十一年丙子著成，亦未刊行於世。

　　基於先師所處的時代環境，閱歷體驗等原因，尤因其自身遭庸醫誤傷，屢用苦寒攻下，亂醫雜投，致使左目失明，"脾陽大虧，數年之内，屢病中虛"的痛苦體驗，痛心疾首，因而形成其於内傷雜病，力倡健脾調中、理氣疏肝、扶陽抑陰的學術觀點。出於以匡正時敝爲己任，使醫學返朴歸真，普救含靈之苦之惠心，乃反復辨難，力闢貴陰賤陽之論。且因其某些言辭偏激，加之其個别立論，偏而欠周，因而招致多所非議與貶伐。先師甲寅損目後，於功名心灰意冷，召爲御醫後，"久宦京師"，飽覽官場之炎涼，更因其清高不訓之性格，自然形成卑視達官顯宦、勛爵世胄，及唯著述立言、流芳後世而爲樂的人生觀。因而借古諷今，不滿現實，屢見於言表。自知其言行必忤逆權貴士流，且匡正後人偏頗之言，亦不順庸俗之耳，因而諄諄告曰："（將其著述）藏諸空山，以待後之達人"。正如先師所料，官修之《四庫全書》，僅將其著述存目，且謂其師心太過，求名太急。由於《四庫全書》的權威性，後之學者，對先師及其著述，多持批判態度。至同治末年，尚因先生嫉近代諸醫家離經畔道，多逞私説，反復辨難，闢其乖謬，緣是爲世詬病，故其書屏而不傳。以上諸因，直接累及其醫術之傳習，實爲憾事！

　　金無全赤，人無完人。先師有其短處，如闢貴陰賤陽之論，有所偏倚。然來者自應以繼承並發揚其長處爲己任，而無需苛求其短處。縱觀先師一生，才思橫溢，抱負高遠，極力奮進，勤求古訓，極深研幾，救濟含靈，鍥而不舍，建樹至豐，終於成爲"一代醫宗"。其治學精神，十分可貴，堪資後學師法。先師實如其同代人歷下申士秀所言："都昌上士，萊國鴻生，史服經衣，探八索九丘之奥，仁巢義杖，發三辰五嶽之靈。本良相之心爲良醫，即活人之手而活國，技已精於三折，病不患夫四難。"其醫著，"説必解頤，趣皆炙舌，囊中之玉律，肘後之金科，真所謂發智燈於暗室，渡寶筏於迷津者也。"

　　先師已刊行之十一部醫著，其版本源流，概有以下諸説。㈠《四庫全書總目提要》謂，《黃元御醫書十一種》均係"編修周永年家藏本"。㈡清代張琦（翰風）《四聖心源後序》、清代徐受衡（樹銘）《昌邑黃先生醫書八種序》、清代趙汝毅《傷寒説意跋》、清代楊希閔《黃先生醫書後跋》、清代趙曾向《書新刻黃氏遺書後》等均謂《黃氏醫書八種》，首由張琦訪得六種，並於道光年間刻刊《四聖心源》《素靈微蘊》《傷寒懸解》《長沙藥解》四種，即《宛鄰書屋叢書》中之《黃氏遺書四種》（宛鄰本）。續經其子張仲遠及趙汝毅、楊希閔等訪求齊全，爾後徐受衡刻於閩（咸豐十一年辛酉燮穌精舍刻刊之閩本），歐陽曉岑刻於皖，彭器之刻於蜀（同治七年戊辰刻刊於成都之蜀本）。《黃氏遺書三種》，趙、曾向謂"卒鮮傳本"。同治十一年壬申（公元一八七二年），馮承熙國學正於廠肆中得其抄本，並於同年刻刊《素問懸解》《難經懸解》，光緒六年庚辰（公元一八八零年）刻刊《靈樞懸解》。㈢《四部總録醫藥編》謂《黃氏遺書三種》《素靈微蘊》之首刻本，均係"乾隆間刊本"。《四聖心源》，係"周永年家藏本"。其他六部，係道光及其以後刊本。㈣《中醫圖書聯合目録》（《聯目》）謂《難經懸解》首刻於乾隆二十一年丙子（公元一七五六年）。《黃氏醫書八種》首刻於乾隆年間，其後續有閩本、蜀本、湖南本、家塾藏本、愛竹山房本、經元堂本等刻本，光緒二十年甲午（公元一八九四年）上海圖書集成印書局排印本，民國二十四年上海錦章書局石印本等二十餘種刊本。《素問懸解》首刻於同治十一年壬申（公元一八七二年），《靈樞懸解》首刻於光緒六年庚辰（公元一八八零年）。及多種《黃氏醫書》之清抄本。以上諸説，除周永年家藏本究係抄本還是刊本，現在尚未發現，所謂的乾隆刻本，所見者均係記載錯誤，實係閩本外，其他雖互有小異，然其大體，均與史實相符。現國内數十家圖書舘分别藏有《黃氏醫書》各個時期的刻本和抄本，想海内外藏書家亦藏有其各種版本和抄本，尚待進一步發掘與研究。

　　今當盛世，發掘、彙集、整理、研究歷代醫哲著述，客觀而全面地評價其醫學造詣,使之造福於舉世之人民,已成爲現實。對於先師醫術,亦不例外。近年來各地學者陸續著文,探討先師之學術思想,評價其醫學造詣,綜述其醫著之版本源流,全面系統地點校整理出版其醫籍,均係全面探討評價先師畢生建樹之伊始,亦必將引起更多學者深入探討。使先師醫術,乃至其在文、史、哲等諸方面之建樹,爲人民的康健,祖國的"四化"大業,作出其應有的貢獻!

余祖籍山東安邱,年方弱冠,鄉里時疫流行,遭其荼毒,病至危篤。幸得先師四傳弟子舅祖李鼎臣精心救治,方得脫險。由此痛感醫道之重要,遂棄文習醫,拜舅祖爲師。

業師三代世醫,均宗先師之學,盡得其醫術精蘊。善用《四聖心源》所載之下氣湯,化裁治療内傷雜病及疑難重證。於診療傷寒、温、疫、痘、疹,造詣頗深,著有《痘病精言》《疹病精言》。積三世之餘烈,成一方之名醫,爲繼承與發揚先師醫術,作出了一定貢獻。

業師對余枯心施教,始授《内》《難》《傷寒》《金匱》,繼授先師之醫著,旁及歷代醫哲名著。將其三代精研先師醫術之心得,家傳之秘髓,盡授於余。授課同時,教余臨診,凡八年。

一九三一年,余隨家父遷居西安。同鄉鄰里,知余習醫者,求診於余,余始義務應診。次年關中霍亂流行,荼毒生靈,慘不忍睹。經余診治者,均轉危爲安,因之求診者日增。其後數年,余於診治麻疹、傷寒、温疫發斑等急危重證,有所心得。一九三七年,余應陝西省級中醫師考試得中,始懸壺焉。

一九五五年,西安市中醫醫院始創,余被選派到内科工作至今。自此至今,余得以潛心服習四聖典籍、先師醫術、歷代醫哲名著。並進一步探索業師三代精研之下氣湯,施於臨牀,化裁治療急危重證、絕大部分内傷雜病,以及婦科、兒科諸證,均感得心應手,療效頗佳。

余躋身醫林,已五十餘年,憶余臨證些微心得,無不取法於歷代醫哲明訓、先師醫術、業師家傳。由是倍感祖國醫藥學至精至微,確屬取之不盡,用之不竭之寶庫,亟待發掘提高。現今國家大力提倡，並組織人力整理出版中醫古籍，余雖毫釐，亦願稍盡綿薄，此乃余點校先師醫籍之本意也。

　　余才疏學淺，孤陋寡聞，雖不遺餘力，然點校誤謬之處，在所難免。懇盼大家同道，廣大讀者，不吝賜教，加以斧正。

西安市中醫醫院麻瑞亭

一九八七年七月

貫仲 160
龜版 195
桂枝 69

H

海帶 161
海浮石 177
海金沙 165
海馬 195
海藻 114
旱蓮草 162
訶黎勒 84
何首烏 151
紅豆蔻 149
紅藍花 77
猴薑 164
厚朴 38
胡蘆巴 149
胡桃 183
虎骨 193
琥珀 172
瓠蘆 188
花乳石 176
滑石 116
槐實 170
黃檗 62
黃酒 73
黃精 147
黃橘 185
黃蠟 196
黃連 122
黃耆 81
黃芩 61
藿香 150

J

雞冠 205
雞內金 192
雞屎白 120
雞子白 102
雞子黃 47
蒺藜 163
鯽魚 201
薑黃 153
殭蠶 199
降香 166
膠飴 23
桔梗 88
金屑 176
金銀花 159
金櫻子 171
金棗 186
錦地羅 204
荊芥 155
荊瀝 170
粳米 25
經水 205
韭子 189
橘皮 89

K

空青 177
苦酒 74
苦參 64
款冬花 87
葵子 110
昆布 161
裩襠灰 122